U0197244

Introduction to Perfusion Quantification Using Arterial Spin Labeling

动脉自旋标记（ASL）测量脑血流灌注导论

Introduction to Perfusion Quantification
Using Arterial Spin Labeling

动脉自旋标记（ASL）
测量脑血流灌注导论

原著　Michael Chappell
　　　Bradley MacIntosh
　　　Thomas Okell

主译　吴新淮　吴　冰　郭　佳

主审　高　嵩

译者　（按姓名笔画排序）
　　　王一托（中国人民解放军总医院第七医学中心）
　　　吴　冰（中国人民解放军总医院第七医学中心）
　　　吴新淮（中国人民解放军总医院第七医学中心）
　　　周　帅（石家庄市人民医院）
　　　郭　佳（University of California, Riverside, USA）
　　　高　嵩（北京大学医学部）

北京大学医学出版社

DONGMAI ZIXUAN BIAOJI（ASL）CELIANG NAOXUELIU GUANZHU DAOLUN

图书在版编目（CIP）数据

动脉自旋标记（ASL）测量脑血流灌注导论 /（英）迈克尔·查普尔（Michael Chappell），（英）布拉德利·麦金托什（Bradley Macintosh），（英）托马斯·奥克尔（Thomas Okell）原著；吴新淮，吴冰，郭佳主译.—北京：北京大学医学出版社，2021.01

书名原文：Introduction to Perfusion Quantification Using Arterial Spin Labeling

ISBN 978-7-5659-2329-6

Ⅰ.①动…　Ⅱ.①迈…②布…③托…④吴…⑤吴…⑥郭…　Ⅲ.①动脉－自旋标记－测量－脑－血流－研究　Ⅳ.① R445.2

中国版本图书馆 CIP 数据核字（2020）第 232291 号

北京市版权局著作权合同登记号：图字：01-2019-7214

原著：INTRODUCTION TO PERFUSION QUANTIFICATION USING ARTERIAL SPIN LABELING，FIRST EDITION by Michael Chappell，Bradley MacIntosh and Thomas Okell，ISBN 9780198793816
© Oxford University Press 2018

INTRODUCTION TO PERFUSION QUANTIFICATION USING ARTERIAL SPIN LABELING，FIRST EDITION was originally published in English in 2018. This translation is published by arrangement with Oxford University Press. Peking University Medical Press is solely responsible for this translation from the original work and Oxford University Press shall have no liability for any errors，omissions or inaccuracies or ambiguities in such translation or for any losses caused by reliance thereon.

INTRODUCTION TO PERFUSION QUANTIFICATION USING ARTERIAL SPIN LABELING，FIRST EDITION 以英文形式于 2018 年首次出版。本译著经 Oxford University Press 授权，由北京大学医学出版社负责出版，Oxford University Press 对译文中的错误、疏漏、不准确、歧义及因此而产生的损失不负有责任。

Simplified Chinese Translation © 2020 by Peking University Medical Press.
All Rights Reserved.
简体中文版 © 2020 北京大学医学出版社

动脉自旋标记（ASL）测量脑血流灌注导论

主　　译：吴新淮　吴　冰　郭　佳
出版发行：北京大学医学出版社
地　　址：（100083）北京市海淀区学院路 38 号　北京大学医学部院内
电　　话：发行部 010-82802230；图书邮购 010-82802495
网　　址：http://www.pumpress.com.cn
E-m a i l：booksale@bjmu.edu.cn
印　　刷：北京强华印刷厂
经　　销：新华书店
责任编辑：畅晓燕　　责任校对：靳新强　　责任印制：李　啸
开　　本：710 mm×1000 mm　1/16　印张：9.75　字数：165 千字
版　　次：2021 年 1 月第 1 版　2021 年 1 月第 1 次印刷
书　　号：ISBN 978-7-5659-2329-6
定　　价：120.00 元
版权所有，违者必究
（凡属质量问题请与本社发行部联系退换）

译者前言

脑部微循环状态对人体至关重要，人类情绪变化、全身各种疾患及药物影响都可能会引起脑部微循环的改变，大量脑部微循环相关的生理、病理及药理机制仍等待人类去了解。但是伴随着人类社会的迅速发展，人们的健康意识和自我保护意识越来越强，涉及对人体有害的科研项目开展越来越困难。动脉自旋标记（ASL）技术的出现和迅速发展，为人类脑部微循环相关科研项目的开展开拓了一片崭新天地。动脉自旋标记技术可以实现脑血流量的无创定量测量，加之磁共振成像本身并不会产生辐射，因此，为儿童患者及需长期复查患者的病情追踪与评价问题提出了可行的解决方案。

动脉自旋标记技术从 1992 年首次被提出，1994 年成功应用于人体，发展至今已有将近 30 年的历史，动脉自旋标记技术也从最初的连续式动脉自旋标记发展到脉冲式动脉自旋标记、伪连续式动脉自旋标记，以及最近出现的基于流速选择的动脉自旋标记技术等。动脉自旋标记所涉及的领域也已经涵盖了脑卒中、癫痫、阿尔兹海默症、各种肿瘤的诊断和治疗效果评价，以及正常人体年龄或性别相关的脑微循环改变研究、药理学相关脑血流改变的研究及脑功能研究。2012 年 *Stroke* 杂志连续发表多篇 ASL 的临床应用文章，标志着 ASL 已经可用于临床上对患者配合度要求高、对检查时效性要求高的急性卒中患者。

尽管动脉自旋标记技术具有独特优势，且应用前景广阔，但是关于动脉自旋标记技术成像原理、数据后处理、科研方法的专著，此书应该是第一本。我们邀请解放军总医院第七医学中心、美国加州大学、北京大学医学部的几位学者共同翻译这本书，希望以微薄之力推动国内动脉自旋标记的临床应用及技术发展。

原著前言

动脉自旋标记（arterial spin labeling，ASL）是一种越来越流行的研究大脑的工具。它与其他神经影像方法的不同之处在于，它结合了生理定义明确的过程（即灌注）的定量测量和完全非侵入性获取方法。脑灌注是大脑健康的重要组成部分，因为它是传递营养物质以支持大脑功能及清除废物的主要手段。因此，这是一个可以用来研究疾病的有用指标，其中灌注的变化可以提示大脑的病理区域。同样，灌注的变化也可能意味着对营养物质的需求增加，例如神经元活动的增加。

虽然 ASL 已经存在超过 15 年，但由于各种原因，人们对于灌注神经成像工具的理解和广泛使用一直慢于血氧水平依赖（blood oxygenation level dependent，BOLD）技术。这在一定程度上是由于大量不同 ASL 变体的出现，但同时这些 ASL 变体也是对基本方法进行改进的积极发展的结果。随着 ASL 研究团体就 ASL 的规范化使用达成共识，并就收集 ASL 数据的可靠方法提出建议，越来越多的研究人员现在能够认知和使用 ASL。

尽管技术不断进步，ASL 仍然是一种低信噪比的技术。这使得明智地选择适当的分析方法更为重要。虽然 ASL 领域已经在获取方面达成了共识，但是关于分析方法选择的细节，特别是在神经影像学研究的背景下，仍然分散在各文献中。这是我们写作这本书的背景，旨在使进入灌注成像和 ASL 领域的新人不仅懂得如何选择最佳 ASL 采集和分析方法的知识，而且要了解他们的选择及其原因。为了使本书尽可能地对读者有帮助，全书均使用了实际数据分析的案例。您将会在网站 www.neuroimagingprimers. org 中找到这些数据以及关于如何重现这些分析过程的说明。

本书包含几种不同类型的文本框，旨在帮助读者浏览材料或为自己找到更多的信息。下面对于每种类型及文本框的描述与介绍，将帮助您更为充分地利用本书。

示例框：这些文本框对本书所讨论的关于实际 ASL 数据的分析方法进行了说明。它们还会引导您访问牛津神经影像相关网站：www. neuroimagingprimers.org，在那里您可以找到每个

示例框 1.1　ASL 标准数据

图 1.3（只列出了 61 帧
集到的图像，这组图像是采
专家共识，标记时间和标

示例中使用的数据，以及教您自行分析数据的解释说明。这些示例是为了让您将这些方法应用到自己的数据中做准备，但是您不需要在阅读这本入门书时就实践这些示例。

框：这些文本框包含这本入门书所涵盖一些主题的更专业、更深入的描述，或相关主题或方法的信息。在这本入门书的其余部分，没有一处要求您必须阅读这些文本框的内容，因为它们对理解和应用任何方法都不是必要的。如果您是这个领域的新手，并且是第一次读这本入门书，您可能更适合跳过这些文本框里的内容，之后再回来读。

框 1.1　血流量和灌注的区

　　一种区分血流量（bloo们各自的计量单位。血流量表示。灌注则测量的是运

小结：每章结尾都有一小结框，该小结框提供了一个非常简短的概述，强调了每章中讨论的最重要的主题。您可以用这些来检查自己是否理解了每一章的要点。

小结

■ ASL 的工作原理是将颈
■ ASL 通过改变标记-对照
■ 通过对标记-对照图像

拓展阅读：每一章的结尾都列出了拓展阅读的建议，包括文章和书籍。每个建议的内容都有一个简短的总结，这样您就可以选择与您最相关的参考资料。本入门书中没有任何文字设定您必须阅读任何拓展阅读材料；相反，这些列表为深入研究现有文献提供了一个起点。这些列表并不是为了全面回顾相关文献；如果您进一步深入这个领域，您

拓展阅读

■ Alsop DC，Detre JA，G
　Garcia L，et al.（2015
　spin-labeled perfusion M

会发现大量的其他资源对您正在做的具体研究是有帮助或重要的。

像所有的神经影像学领域一样，ASL 将在未来几年继续发展，新的获取和分析方法将会出现。因此，这些初级读物并不是 ASL 灌注成像的最终结论性内容，但我们希望它能对最常用的获取和分析方法提供一个全面的概述。我们也希望这将为任何深入研究 ASL 灌注成像文献的人提供一个良好的铺垫。

Michael Chappell

Bradley MacIntosh

Thomas Okell

致　谢

　　我们非常感谢那些帮助我们准备本书的人。特别感谢 Joseph Woods、Andrew Segerdahl 和 Melvin Mezue，他们提供了我们在本书示例中所使用的大部分数据。我们非常感谢 Mark Jenkinson、James Larkin、Manon Simard 和 Andy Segerdahl 阅读了本书大部分内容，并提供了大量有用的反馈。

　　我们也非常感谢多年来与我们共同工作的同事，以及那些为我们提供了灵感、建议和想法的人们，这些想法、建议有助于我们最终对灌注成像的理解和分析，这些人包括 Peter Jezzard、Manus Donahue、Moss Zhao、Daniel Gallichan、Jingyi Xie 和 Mark Woolrich。在此对 Adrian Groves、Daniel Bulte、David Crane、David Shin、David Thomas、Enrico De Vita、Esben Petersen、Federico von Samson-Himmelstjerna、Flora Kennedy McConnell、Illaria Boscolo Galazzo、Jesper Anderson、Marco Castellaro、Matthias Günther、Matthias van Osch、Michael Kelly、Nicholas Blockley、Samira Kazan、Stephen Payne、Thomas Liu、Wouter Teeuwisse、Xavier Golay 和 Zahra Shirzadi 也一并表示感谢。

Michael Chappell
Bradley MacIntosh
Thomas Okell

目　录

第 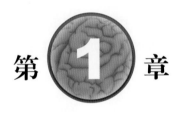 章

概　述

　　动脉自旋标记（arterial spin labeling, ASL）磁共振成像（magnetic resonance imaging, MRI）是唯一真正意义上的无创性脑部灌注成像技术。作为一种灌注成像方法，ASL 不但可以检测血流的一般状况，而且可以检测组织的血供状态，组织的血供恰恰反映着组织的新陈代谢。像其他灌注成像方法一样，ASL 需要依靠血液内的示踪剂进行成像，但与动态磁敏感增强 MRI 及 PET 等灌注成像方法不同的是，ASL 不需要注入外源性对比剂，它通过 MRI 扫描仪本身来生成示踪剂。这个特点使得该技术成为一种最快速、最能让参与者接受的灌注测量技术。此外，ASL 不仅可以提供灌注图像，还可以对灌注本身进行定量测量，而不是简单的替代性测量。这也是 ASL 技术潜在的优势，因为对来自不同时间、不同设备、甚至不同研究中心的测量数据，相同的定量测量指标代表相同的意义。

　　ASL 技术需要在标准磁共振成像序列的基础上做一些相对简单的更改：在收集脑部图像之前，颈部血液水分子内的氢质子会被反转脉冲作用而发生反转，以作为磁共振示踪剂使用，这个过程被称为标记。通过这个简单的过程，整个颈部区域血液里水分子的磁化状态都会发生改变。被反转的水分子会随着血流流向脑部组织，因此标记过程就有了用武之地。经过一个延迟时间后，被标记的水分子就从被标记层面到达了脑部组织，它们从血液流向细胞及细胞间隙，并最终在组织内聚集。延迟时间后我们采集图像便含有了示踪剂在组织分布情况的信息。通过和未被标记前采集得到的对照图像进行对比，我们就得到了带有组织灌注信息的灌注图。因此，基本的 ASL 技术包括配对的两组图像：标记像和对照像。典型的

ASL 成像过程需要反复多次采集这两组图像，以此来提高图像的信噪比（signal-to-noise ratio，SNR）。在一些情况下，我们可以通过在多个标记后延迟时间点测量来获得额外的血流动力学信息：通过这些数据，我们可以获得血液流经部分血管所需时间的信息。

本书的目的是简要介绍 ASL 技术，重点介绍从 ASL 数据中提取灌注加权图像、定量灌注值以及其他血流动力学参数（如动脉转运时间、动脉脑血容量）所需要的方法。在第 1 章简单概述了最简单的和最标准的 ASL 扫描技术及后处理分析步骤。此过程使用基于真实的 ASL 测量示例进行说明，这些讨论的数据被链接到相关的在线示例材料，您可以自行进行分析。后续章节将以这些基本材料为基础逐渐展开，并且将会以更加生动鲜明的案例为基础，对常规 ASL 技术及后处理分析的细节问题进行分析探讨。在本书的后面几章我们将介绍一些更为高级的 ASL 数据分析技术，以及基于 ASL 技术的灌注信息在神经影像学领域的应用。

1.1　灌注信息的测量

什么是灌注，我们为什么会对灌注信息的测量感兴趣呢？既然您正在阅读这本入门书，您可能对这些问题有一些答案，但是在一开始就考虑它们是有帮助的。灌注的定义显然很简单，但在实践中，人们的解释略有不同，所以在这里先陈述我们的定义。灌注的典型定义为：将氧气和葡萄糖等营养物质运送到毛细血管床的过程。这本身就意味着只有毛细血管才负责灌注，但事实上，血管系统的不同组成部分，如小动脉和小静脉，在灌注中也起一定的作用；参见图 1.1。大血管，如动脉或静脉，是器官血液供应和引流的必要"管道"，因此使血液得以流动，因此，它们作为血液的导管，间接地影响灌注。实际上，营养物质（如氧气）从血液向细胞的转运可以发生在血管的任何部位，而非仅仅局限于毛细血管床，尽管大部分的转运发生于毛细血管床。

灌注的生理过程可以很复杂，尤其是有病理学改变的时候，但实际上，我们可以认为灌注是血流量的最终产物。就大脑而言，我们称之为"脑血流量"。灌注过程自然地会消耗氧气和葡萄糖以及清除垃圾。此时，在查阅文献中可能会注意到，灌注和脑血流量（或考虑到其他器官的血流）这两个术语经常可互换使用。但是我们还是不建议将这些术语交换使用，因为它们代表的意义不同，尽管可能会显得有些刻板。关于 ASL 是

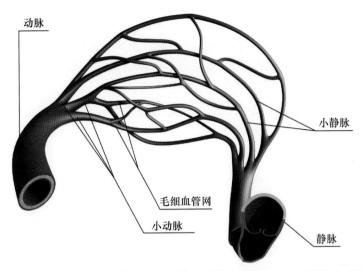

动脉

小静脉

毛细血管网

小动脉

静脉

图 1.1　图示组织内血管系统的概念。血液从主要供血动脉流入小动脉的分支结构，在这些分支动脉的远端会形成密集的毛细血管网，大部分血液内的营养物质与组织代谢废物的交换发生于此。之后血液将从组织流向小静脉，并最终引流入静脉

(Copyright © 3D4Medical.com/Science Photo Library，reprinted with permission.)

可以测量灌注、脑血流，还是这二者都可以测量的问题不在本书的讨论范围内。框 1.1 中列出了这二者的一些不同点，但一般来讲，大家比较公认的是，ASL 可以对这两种血流动力学现象进行测量。

框 1.1　血流量和灌注的区别在哪里？

　　一种区分血流量（blood flow）和灌注（perfusion）的方法是考虑它们各自的计量单位。血流量是单位时间通过的血液容积，一般用 ml/min 表示。灌注则测量的是运送量，表示单位时间内向一定容积的组织传送的血液容积，一般用 ml（血液）/［100 g（组织）·min］表示。因此，对于灌注，我们不仅需要知道输送的血液的容积，还需要知道营养物质交换的目标组织的容积。

　　我们也可以定义血容量（blood volume），即组织容积中血液的占比，可以用单位组织内的血液占比进行表示，如 ml（血液）/ml（组织）。这看起来和灌注的单位（单位体积组织所接纳的血液量）有些相似，只是忽略了时间，因此，血容量的概念只涉及单位体积组织接纳的静态血液量，而与持续到达组织的动态血液量无关。

了解了上述这些定义，我们可以比较容易地回答诸如"为什么要测量灌注？"之类的问题。简单地说，灌注是一种基本的生理学指标。若没有足够的灌注量，组织将无法存活。它也可以是组织代谢变化的一个指标，反映了在神经活动或疾病过程中逐渐发生的营养需求的变化。灌注改变可以是剧烈的，如卒中，也可以是更细微和缓慢的，如肿瘤、动静脉畸形、大动脉狭窄或血管性痴呆等神经变性疾病。因此，我们可以认为灌注是上游动脉损伤的一个指标，由于上游动脉的损伤导致组织得不到足够的血液供应，从而导致损伤。ASL 已被用于研究所有上述这些疾病主题，以及健康人群中观察到的灌注随年龄发生的空间分布模式的改变。

1.2 ASL 数据的采集

为了简便起见，我们从"标准的"ASL 技术讲起。我们将遵循 ASL 共识（见拓展阅读）中的推荐扫描方案，关于 ASL 技术更多的扫描细节将会在第 2 章涉及。ASL 过程如图 1.2 所示。在这个最简模型中，具体的图像采集方式并不重要，我们只需假定我们可在合理的时间内获得一个完整的三维图像即可，比如我们可以使用一种常用的采集方法——平面回波序列（echo planar imaging, EPI）。如前所述，我们需要获得一对（两组）图像，一个有动脉血流标记，一个没有动脉血流标记，同时我们也需要定义这个标记是如何实现的。

ASL 专家共识建议使用伪连续动脉自旋标记（pseudo-continuous arterial spin labelling, pcASL）技术。这种技术预先在颈部设定一个标记平面，并在此平面内施加标记反转脉冲，这样经过此平面的血液内水分子中的氢质子便会经过一个射频区域并改变磁化矢量状态（严格地说，磁化矢量被反转）。此过程将血液内的水分子转变为示踪剂，因此，我们在采集脑部图像时便可根据其对图像造成的变化在组织内探测到这些示踪剂。

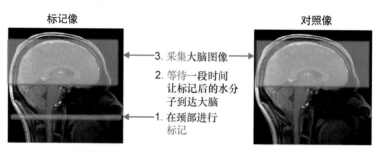

图 1.2 生成 ASL 灌注图像需要采集一对图像：一个是在颈部标记过血液的标记像，另一个是颈部没有被标记的对照像

这种射频标记持续一个预先指定的持续时间——标记持续时间，以创建一个定义良好的标记血水体积。标记完成后，有一个等待时间——标记后延迟（post-label delay，PLD），允许标记后的血液通过血管系统到达脑组织，当累积到足够时，我们就可以测量到。例如，专家共识所推荐的健康成人所使用的标记持续时间和标记后延迟时间都为 1.8 s。使用 pcASL 进行标记，我们先采集标记像，然后采集没有被标记的对照像，于是我们便得到了一对标记-对照图，也可称作标签-对照图。这个过程大概要耗费 9 s 的时间。采集一幅图像大概需要 4.5 s 的时间，这包括标记持续时间 1.8 s、标记后延迟时间 1.8 s 以及获取图像本身所需的一些时间。

我们关注的是标记像和对照像的差异，因为在 ASL 图像采集时间内从血管弥散到组织内的被标记水分子与组织内本身的水分子相比微乎其微，所以标记像与对照像之间的信号差异只有 1% ～ 2%。这就意味着灌注图的 SNR 从本质上讲要比原始图像差很多。您可能要问为什么我们不标记更长的时间，标记后等待更长的时间？这样我们便可以采集到更多的标记水分子信号，灌注图的信号也会提升。答案是这样的：我们所创造的标记并不是永恒的，在被标记的当时便开始衰减，并且在几秒的时间内便会消失。推荐的采集参数是更多示踪剂到达和更少衰减效应之间的折中，我们在第 2 章和第 4 章将会考虑到这些问题。

为了得到质量较好的灌注图像，我们需要重复多次采集，并且取每个中间灌注配对图的平均值。比如，采集 25 对图像，总共所需采集时间就是 225 s（9×25）。专家共识建议使用背景抑制技术，也就是抑制来自脑组织自身的信号，这些信号在标记像和对照像之间已经达到稳定状态，因此也被称作静态组织。背景抑制技术具有最大程度提升发现标记像和对照像差异即灌注信息的能力。大体上来说，背景抑制技术能最大程度地减少生理因素（如呼吸）导致的伪影，否则在进行图像减影时，灌注图内便会出现额外的噪声。我们将在第 2 章深入讨论这些问题。

如果要获得灌注加权图更多的信息［比如我们想让图像强度使用传统单位如 ml/（100 g·min）来反映绝对灌注］，则需要了解示踪剂的浓度。为此，我们需要一组单独的图像，在这组图像中不施加背景抑制，以便定量和校准。严格地讲，该浓度和被称为动脉磁化强度的量密切相关，尤其与流经标记层面的动脉血磁化强度关系更为密切。磁化强度是血液内水分子的属性，可以认为是标记过程可产生的磁化强度。由于不能直接测量动脉血液的磁化强度，所以要使用定标图像从大脑的其他区域间接估算。对于校准图，将采用完全相同的方法来采集脑部图像，但是我们希望图像中的值是对脑组织磁化强度的测量。这也就是说希望得到的图像应该是质子密度加权像，因为质子密度加权像只和组织水分子内的氢质子的磁化强度有关，而与组织的其他特征无关。质子密度加权像一般通过施加较长的重复时间（repetition time，TR）和较短的回波时间（echo time，TE）来获得。长 TR 意味着相邻两次图像采集要间隔更长的时间，以此来减少时间相关的 T_1 弛豫过程所造成的影响。一般情况下，TR 要大于 5 s。短 TE 意味着影响 MR 图像对比的其他因素的作用［也就是说 T_2 和（或）T_2^* 效应］被降到最小。示例框 1.1 中给出了一组使用专家共识中的推荐参数采集的示例数据。

示例框 1.1   ASL 标准数据集

图 1.3（只列出了 61 幅图像中的前 24 幅＊）是用标准 ASL 序列采集到的图像，这组图像是采用 pcASL 和 2D EPI 成像方法所采集。依据专家共识，标记时间和标记后延迟时间均为 1.8 s。由于使用 2D 图像来合成 3D 图像，因此 PLD 与最下层图像相一致。每一幅图像的 PLD 时间要比其前位图像的 PLD 时间增加 45.2 ms（参阅第 2 章）。图像数据的矩阵为 64×64，24 层，体素大小为 3.4 mm×3.4 mm×5 mm。重复时间（TR）为 4.8 s，采集图像时首先采集校准图，然后采集标记-对照配对图，并且在采集过程中采用了背景抑制技术。

＊译者注：此处为原文笔误，图中实际只有 18 幅。

图 1.3   从 ASL 序列中选出的一幅 2D 图像。第一幅图像为校准图，剩余图像是相应层面的标记-对照图，在获取这些图像的时候使用了背景抑制技术。上图仅仅列出了 24 幅图像＊。（＊译者注：此处为原文笔误，图中实际只有 18 幅。）

注意，由于第一幅图像是校准图像，因此要比其他图像"亮"得多。剩余的图像为相应层面的标记–对照图，因为这些图像在采集时采用了背景抑制技术，因此这些图像内的静态组织信号被抑制掉了。该数据集中的第一幅 ASL 图像（所有图像的第二幅图）是一幅标记像，紧随其后的是一幅对照像；将它们从原始图像中区分出来是困难的。按照惯例是先采集标记图像，然后再采集对照图像。

1.3　ASL 数据分析

从 ASL 数据生成灌注加权图像相对简单，通过将成对的标记像和对照像进行减影得到灌注图。由于信号强弱与血流信号有关，因此所生成的图像本身就是灌注加权的。灰白质之间的差异是最显著的灌注特征，通过对比可得知这些区域的灌注差异。为了超越灌注加权图，生成可以在体素水平测量［一般所用单位为 ml/（100 g·min）］的灌注图，需要对 ASL 图进行三步后处理：

- 减影
- 建立动力学模型
- 校准

这里我们仅仅简单介绍这些概念在标准 ASL 数据采集中的应用，后续第 3～5 章将会对这些概念进行更加完整及详细的介绍。

1.3.1　减影

ASL 数据分析的核心步骤是标记像和对照像的减影。我们已经知道无论是标记像还是对照像都会包含一定的脑组织信号（我们称之为静态组织），即使我们施加背景抑制技术也无法完全消除静态组织的信号干扰。图 1.4 阐释了标记像和对照像相减影得到灌注加权图的过程（如框 1.2 所示，该过程还可以用简单的数学公式来解释）。这幅灌注加权图也通常被称作"差异"图，即代表每个体素的灌注情况，但是它自身还不是灌注测量的绝对值。在经典 ASL 数据中，一幅单独的差异图信噪比非常低，通常需要重复多次采集图像并将这些图像的信号均分。这些问题，我们将在示例框 1.2 中进一步探讨。

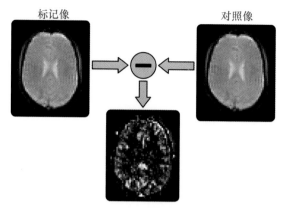

标记像　　　　　　　　　对照像

图 1.4　一组配对的标记像和对照像相减影便得到了灌注加权图

框 1.2　标记−对照减影

　　每个体素的标记像和对照像的内容可以简单地表示为两个数学公式：

$$S_{标记} = S_{静态} - S_{血液}$$
$$S_{对照} = S_{静态} + S_{血液}$$

　　注意：这两幅图像都包含有血液信号，只不过将标记像中的血液信号进行了反转，因此在标记像中血液信号为负值。将这两幅图像进行减影便得到了只与血液相关的图像：

$$\Delta S = S_{对照} - S_{标记} = 2S_{血液}$$

示例框 1.2　灌注加权图

　　以示例框 1.1 中的"标准"数据为例，把校准图以外的剩余图像进行匹配减影，图 3（第 1 幅对照像）和图 2（第 1 幅标记像）相减，图 5 和图 4 相减……，便得到了图 1.5 所示的差异图。尽管这些图像的信噪比比较低，但是这些图像中还是存在一些明显的灌注图特点：皮质区为高信号，白质区为低信号。图 1.6 所示的灌注加权图是将所有差异图进行平均后所得的图像。此时，这些图像的信号强度仍然和最初从扫描仪采集时保持在相同的数量级，这些信号强度可以是任意的，并且并不仅仅和灌注相关（还可能和磁共振射频信号放大器的增益设置相关）。我们注意到这些灌注加权图的信号强度要比原始图像（图 1.6）低很多。实际上，这些灌注加权图的信号强度只有校准图的 1%。

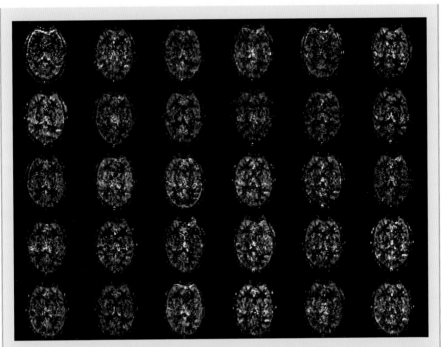

图 1.5 相邻标记-对照图相减影得到的差异图，图中列出了所有 30 对标记-对照图相减影所得的差异图

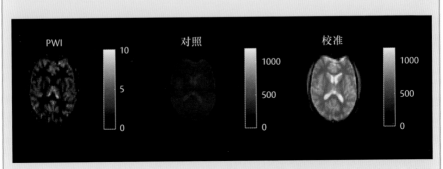

图 1.6 左图：灌注加权图（perfusion-weighted image，PWI）——所有标记-对照差异图的平均值（如图 1.5 所示）。中图：使用了背景抑制技术的 ASL 图像（标记像）。右图：校准图。注意观察这些图像信号强度的差异

1.3.2 建立动力学模型

ASL 图像中体素的信号强度与被标记的血液-水分子直接相关，更确切地说，它和从血液内水分子被标记到采集图像这段时间内体素所收集到的被标记水分子数量有关。这就意味着它是水分子传递的度量，也就是灌

注量，而不是血流量和血液流速。为了能够知晓有多少标记血液被输送，有必要对输送过程进行描述，并且探索输送后的血液变化情况。所有这些问题都可以通过建立动力学模型来解决。

最简单地说，ASL 研究中的标记水分子动力学模型需要对有限时间（标记持续时间）内标记水分子向其最终供给组织的传递过程做出解释。标记水分子在传递的同时也在发生衰减。示踪剂的衰减率是由 T_1 时间常数决定的，该常数在特定场强下的脑组织内为 1 s 左右。因此，我们探测到的 ASL 信号受限于这对矛盾效应，即传递到相应体素的标记水分子量和示踪剂信号的保持时间。实际上，对水分子进行标记反转的过程并不是完美的，还需要考虑标记反转效率的问题，可以用"反转效率（inversion efficiency）"来表示，可以发现实际反转效率与理论反转效率之间的差距。

标记像与对照像的信号差异取决于弥散率（灌注）、血液平衡态的磁化强度、标记持续时间和 T_1 值。该动力学模型可以将灌注和信号的关系用一个等式表示，通过整理变形后可以输入信号强度而输出灌注值。实际上，动力学模型还可以应用于各种复杂情况下解释一系列与测量信号相关的其他效应，所有这些问题将在第 4 章中进行深入探讨。

1.3.3 校准

ASL 数据的计算依赖于示踪剂浓度（确切地说，是动脉血平衡态的磁化强度）信息，而这些示踪剂浓度信息往往因个人及不同的磁共振参数（如主磁场强度）而异。正如我们所意识到的：估算该参数的最简单方法就是采集一幅单独的质子加权图像。它可以被转化为动脉磁化强度的测量值，从而可以对血液和静态组织内的氢质子密度（分配系数）进行解释，我们将在第 5 章对这些现象进行深入探讨。

减影、建立动力学模型及校正的过程可以被整合为一个单独的可用于定量测量的公式（至少适用于本章所涉及的采集类型），正如框 1.3 所讨论的。示例框 1.3 展示了动力学模型和校准应用于 ASL 数据的结果。

框 1.3　简单的灌注计算公式

　　对于本章所涉及的标准 ASL 技术，一个简单的动力学模型可以经推导变形转化为如下等式：

$$CBF = \frac{6000\lambda\,(S_{对照} - S_{标记})\,e^{PLD/T_1}}{2\alpha T_1 S_{PD}\,(1 - e^{-\tau/T_1})}$$

　　我们注意到该公式内包括标记-对照减影（$S_{对照} - S_{标记}$），并且该等式需要除以质子密度加权像（S_{PD}）的信号强度。对于标准序列，标记后延迟时间（PLD）一般设定为 1.8 s，标记持续时间（τ）也同样为 1.8 s。此处的动脉血 T_1 值经常采用文献中推荐的标准值，在 3.0 T 场强下为 1.65 s。pcASL 标记效率 α 一般为 0.85，全脑分配系数值 λ 为 0.9，该值可以解释动脉血与大脑静态组织的质子密度差异。最后在等式的开头要乘以 6000，是要将 CBF 值最终以标准单位 ml/（100 g·min）表示。

示例框 1.3　绝对灌注图

　　为了将示例框 1.2 中的灌注加权图像转化为绝对灌注的测量值，需要进行数据校准（图 1.3 所示数据集中的第一幅图像）。可以应用动力学模型计算得到最终的绝对灌注图像（如图 1.7 所示）。这些图像就是

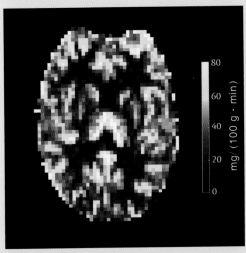

图 1.7　经计算得出的绝对灌注图，该图的单位为 ml/（100 g·min）

典型的灌注图。我们注意到在大脑的边缘有一些高信号，这些伪影是由于灌注加权图与校准图相除而在大脑边缘产生的，在这些地方仅仅有一部分被组织占据。对此我们将在第 5 章进行深入探讨。

实际上，通过应用移动校准、自适应空间平滑以及不同的校准技术（所有这些技术将在后面的章节进行讨论），可以将图像质量进一步提高。在学习完本书的其余部分后，您可能更希望得到图 1.8 所示的图像。

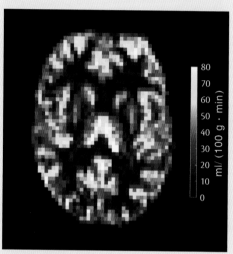

图 1.8　施加了校准和后处理的绝对灌注图［ml/（100 g·min）］

在相关网站（www.neuroimagingprimers.org）内，您可以找到本章的示例数据集、计算图像的结构图，以及从标准 ASL 数据得到定量灌注图全过程的详细说明。

小结

- ASL 的工作原理是将颈动脉血液进行磁性标记来作为血源示踪剂。
- ASL 通过改变标记-对照条件得到图像对，进而计算出灌注图。
- 通过对标记-对照图像对进行减影来得到灌注图。为了能够减少噪声，一般情况下需要进行多次减影取平均值。
- 将动脉血磁化强度的校准图与动力学模型一起应用便可以得到绝对灌注图。

拓展阅读

- Alsop DC，Detre JA，Golay X，Günther M，Hendrikse J，Hernandez-Garcia L，et al.（2015）. Recommended implementation of arterial spin-labeled perfusion MRI for clinical applications：A consensus of the ISMRM Perfusion Study Group and the European Consortium for ASL in Dementia. *Magnetic Resonance in Medicine*，73（1），102-116.
  - 该论文是所有从事 ASL 工作者的主要参考文献，也被称作 ASL 的"白皮书"。该论文旨在提高 ASL 技术的可行性，进而扩展 ASL 技术的应用范围，尤其是应用于临床。因此，它提供了简单、实用并且经过广泛测试的 ASL 采集及后处理分析过程，这正是本章所探讨的内容。此外，该文还提出了一些在普通 ASL 技术的基础上进行改进和提升的措施。这些改进技术可能更多地涉及神经影像学研究，因为神经影像学所关注的问题与一般的临床应用是存在一些区别的。
- Buxton R（2009）. Introduction to Functional Magnetic Resonance Imaging：Principles and Techniques（2nd ed）. Cambridge University Press.
  - 该书提供了关于磁共振物理学及神经生理学一些实用并且更加详细的介绍。此外，还提供了关于 ASL 及 BOLD fMRI 技术基本原则的综述。

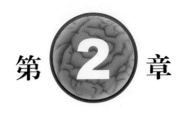

ASL 技术原理

我们已经在前面的章节对基本 ASL 技术的成像过程进行了简单介绍，即标记、等待、采集标记像、再次等待、采集对照像。实际上，我们有多种方法可以获得标记像、对照像以及校准像等相关大脑图像。值得注意的是：在将对照像与标记像相匹配时一定要小心谨慎。为了使图像质量可以得到进一步提升，我们还可以使用一些附加技术来抑制伪影。本章主要介绍如何选择合适的 ASL 参数设置以及如何提取后处理分析所需信息。您可能会发现您所使用的设备只提供了某几个特定的参数设置供您选择，这是由设备供应商所决定的。通过本章的学习，您可以理解不同的设置参数所代表的含义以及 ASL 序列的相关内容。从本质上讲，ASL 技术可以被分成多个模块，不同的 ASL 标记方式可以和不同的标记后延迟方法及读出模式组合应用，因此，我们将对这些模块依次进行讲解。

2.1 标记

正如第 1 章所讲，以水分子作为内源性示踪剂的标记过程使得 ASL 具有灌注测量功能。标记过程实际上是人为改变水分子内氢质子磁性特性的过程。磁共振物理学家通常将这些氢质子称为"自旋子"，这也是该技术被命名为动脉"自旋"标记的原因。我们在颈部施加射频场使得氢质子被标记，标记过程迫使氢质子的磁化矢量发生反转。人体内的所有氢质子都有磁化矢量，该量既有大小，也有方向。当将这些氢质子放入一个强磁场（例如一台磁共振仪）中时，这些磁化矢量的方向趋向于与外加强磁场相一致。通过施加射频场，我们可以"偏转"一些氢质子，使得这些氢质子的磁化矢量方向发生反转，换言之，就是对这些氢质子进行标记。实际上，真实的标记过程要稍微复杂一些，感兴趣的读者可阅读相关书籍：《神经影像磁共振物理学简介》（*A Short Introduction to Magnetic Resonance Imaging Physics for Neuroimaging*）。

最初接触 ASL 相关文献时，您可能理不清头绪，这是因为 ASL 标记模式不仅种类繁多，而且每种标记模式都变化多端，更何况还有那些繁琐的首字母缩写名称（参阅框 2.7 提供的部分指引）。由 ISMRM 灌注研究组与欧洲 ASL 痴呆委员会共同发表的 ASL 专家共识给出了明确的 ASL 技术操作规范，该规范适用于由简到繁的各类 ASL 应用，并可为涉及多种学科的各类科学研究提供高质量数据。伪连续 ASL（pcASL）是专家共识所推荐的标记模式，并且该模式正在逐步被越来越多的 ASL 工作者所接受。但是，有的研究中心可能没有安装 pcASL 技术，或者由于某些技术原因使得 pcASL 技术无法使用，例如在场强 ≥ 7 T 的设备中无法应用 pcASL 技术，如果在 7 T 及以上场强的设备中应用 pcASL 技术，则很有可能使受试者的生物组织能量吸收率高出限值。因此，本节对几种主要的 ASL 标记模式进行了简单介绍，并对这些方法的优缺点进行简单说明。但是，首先我们要考虑自己的需求，然后根据自己的实际需求来选择适当的标记模式。

2.1.1　标记模式及其特性

正如第 1 章所述，标记过程的主要目的是使流经标记区动脉内的水分子磁化矢量发生反转，产生可以探测到的信号变化，从而使我们可以估测大脑灌注情况。理想标记模式应具备如下特性：

- **标记效率高**：为了使标记像和对照像的信号差异最大化，我们希望标记过程可以将动脉水分子磁化矢量完全反转。但实际上，完全反转是很难实现的。标记效率 α 对标记效果进行了量化，$\alpha = 1$ 表示完全反转，$\alpha = 0$ 表示没有反转。α 对于灌注的精确量化意义重大，我们将在第 4 章进一步探讨。

- **标记时间足够长**：标记时间越长，到达组织的被标记水分子就越多，ASL 信号也就越强。这可以在一定程度上抵消血液水分子的 T_1 衰减。经过测算，标记时长在 1.8 ～ 4 s 之间时得到的图像信噪比最佳。

- **标记界限明确：** 标记血流持续时间是 ASL 血流动力学的重要影响因子，根据其精度我们可以估算灌注，我们将在第 4 章进一步探讨。因此，标记脉冲的时间界限必须明确清晰。
- **精确平衡对照图像：** 尽管标记过程的反转效率是 ASL 成像的重要影响因素，但使得所获取的对照像不被标记污染（$\alpha = 0$）及静态组织信号在标记像和对照像内保持一致同样至关重要。即使是极其细小的变化都可能和我们想要测量的微弱的灌注信号有着非常大的关系，例如标记过程导致的水分子信号的微细扰动。
- **持续稳定的标记效率：** 为了保证灌注定量测量的精确性，标记效率应该在生理学所允许的合理范围内保持稳定。例如，在疾病状态下或服用药物时会导致相应组织供血动脉血液流速的变化，此时我们并不希望标记效率发生显著的变化。
- **对磁场不均匀性不敏感：** 扫描仪主磁场及射频场的不均匀性在高场强设备中表现得尤为突出。理想状态的标记模式对磁场变化不敏感。
- **能量沉积少：** 在高场强设备中，尤其是场强 ≥ 7 T 的设备中，必须严格控制射频脉冲能量沉积（组织吸收的能量）率，否则受试者有被烧伤的危险。这些情况下，标记模式的能量沉积率越小越好。

2.1.2　连续 ASL（continuous ASL，cASL）

原始 ASL 采用连续标记模式。该模式在梯度场的基础上又施加了持续射频场。将射频场和梯度场的参数调节合适便会产生一条标记层，任何流经该区域的血液水分子都会发生磁场偏转（图 2.1）。该过程被称为血流驱动的隔热反转。

在这种模式下，当血液流经施加了射频场和梯度场的标记层面时，这些血液就会被反转。此过程产生了界限清楚的标记血流，并且可以通过控制射频场施加的时间来控制标记血流的大小。

cASL 的优点：

- 标记效率高。
- 标记界限清晰。
- 可以实现较长的标记时长。

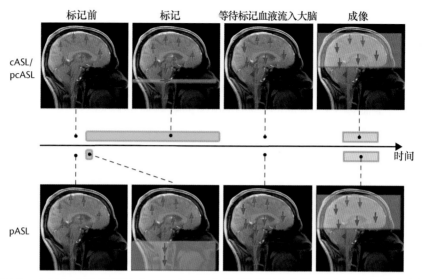

图 2.1 cASL/pcASL 及脉冲式 ASL（pASL）的标记反转过程。中间的时间线代表标记过程的不同时相。上图展示了不同标记模式的标记时间及大致持续时间，标记带为蓝色，成像带为橙色。在标记前，所有血液水分子的磁化矢量（红色箭头）方向都与主磁场方向一致。在 cASL 及 pcASL 中，流经标记区域的血液的磁化矢量都会发生反转，即磁化矢量方向由与主磁场方向一致变为与主磁场方向相反。在 pASL 中，单束标记的射频脉冲实现特定区域（蓝色）血液水分子磁化矢量反转，然后经过短暂的等待，使被反转的血液可以有充足的时间流向大脑，然后对目标区域进行成像（橙色）。该过程在两种标记模式的 ASL 中没有区别

cASL 的缺点：

- 由于持续长时间的射频脉冲需要配备特殊的设备才能实现，因此常规标准临床机型无法应用此技术。
- 该技术很难实现有效控制，尤其是在多层扫描时，磁化传递效应会随着标记时长的延长而越来越明显。所谓磁化传递效应即被标记水分子在与其他大分子接触过程中会发生能量传递，因为其他大分子物质也会受到标记过程的影响。
- 标记效率在一定程度上取决于血液流速。

2.1.3 脉冲式 ASL（pulsed ASL，pASL）

如图 2.1 所示，pASL 是通过在特定区域施加一个单独的、相对较短（大概 10 ms）的射频脉冲来实现磁化矢量的反转，射频脉冲的施加区一

一般会将目标成像区域的供血动脉包含在内。与 cASL 不同，pASL 的标记几乎发生在一瞬间。在这种情况下，由于用于标记的空间是特定的，所以标记时长取决于动脉血液的流速。如果需要加大标记时长，则相应地需要加大标记空间。然而，加大标记空间会导致标记效率的下降，这是由于离主磁体中心越远的空间接收到的射频脉冲越弱，此区域内血液的反转效率也会随之降低。实际上，标记时长大于 1 s 是很难实现的。为了使灌注定量更加优化，我们必须设法将标记的尾部用饱和脉冲裁剪掉，以此来明确标记界限（框 2.1），于是 QUIPSS II 和 Q2TIPS 技术应运而生。

pASL 的优点：

- 不需特殊硬件设备辅助，临床机型可以应用。
- 对磁场均匀性相对不敏感。
- 标记效率不依赖于血液流速。
- 能量沉积相对较低。

框 2.1　pASL 中标记脉冲的修剪：QUIPSS II 和 Q2TIPS

标记界限不清楚是 pASL 中的一个潜在问题。为了对上述问题有更好的理解，我们假设标记区域所包含动脉内的血液以直线方式流向脑组织。在这种情况下，如果标记区域的厚度为 ΔZ，此时，我们假设动脉内血液流速为 V，且流速恒定不变，则流向大脑的被标记血液量为 $\Delta Z/V$。因此，被标记的血液量依赖于动脉流速，而动脉血流速会因人而异，甚至因动脉而异。

为了能够解决上述问题，QUIPSS II 和 Q2TIPS 技术应运而生，利用这些技术我们可以在标记开始后的特定时间点（TI_1）对标记使用饱和脉冲来裁剪，以明确标记界限。这些技术可以清空标记区域内所有磁化矢量，清空后流入标记区域的血液将不会影响 ASL 差异信号。因此，标记时长会被明确定义即 TI_1。

值得注意的是如果 TI_1 过长，则有可能在对标记使用饱和脉冲前，标记的尾部已经超出标记区域。因此，实际标记时长会短于 TI_1，并且无法测知。实际上，考虑到标准线圈尺寸和动脉血流速等因素，pASL 很难实现标记时长大于 1 s，因此，TI_1 也应设置为小于 1 s。

■ 近期研发的新技术磁化传递效应低。

pASL 的缺点：

■ 标记时长不明确，需要使用 QUIPSS Ⅱ 或 Q2TIPS 技术。
■ 与 cASL 相比，标记时长较短（一般为 0.6 ～ 0.8 s），因此图像信噪比受到限制。
■ 与 cASL 相比，T_1 衰减更多，这是由于处于标记区域远端的血液需要经历更长的时间才能到达相关脑组织。

2.1.4 伪连续 ASL（pcASL）

伪连续 ASL 也被称为脉冲-连续 ASL（pulsed-continuous ASL），与 cASL 有很多相似之处，可以用与图 2.1 类似的方法来理解。血液在流经标记层面被反转，由于标记层面界限明确，因此被其标记的血液同样界限清楚，并且标记时效长。然而，此时较长的 cASL 标记脉冲和梯度场已经被分解为一系列不断重复的短射频脉冲和相关梯度场，这就意味着我们可以将该技术应用于标准临床机型。此外，我们可以通过一组几乎完全相同的射频脉冲和梯度场来实现控制条件，因此，该技术拥有良好的平衡控制能力。

pcASL 的优点：

■ 不需特殊硬件，可以应用于临床机型。
■ 标记界限明确，简化灌注量化。
■ 标记效率相对较高。
■ 标记时效长，使得 SNR 最大化。
■ 控制条件匹配良好。
■ 适用于血管选择技术（框 2.2）。

pcASL 的缺点：

■ 对磁场不均匀性及血液流速变化较为敏感。
■ 能量沉积相对较高。
■ 扫描噪声较大（框 2.3）。

框 2.2　血管选择性 ASL

　　除了可以对所有流向脑部的血液进行标记之外，ASL 还可以实现对特定血管的标记，从而使该血管的供血区域可视化。当正常血管狭窄、闭塞或需要观察各种病变的动脉血供情况时，此功能有助于观察上述疾病状态下的血流代偿（侧支循环）形成情况。pcASL 非常适合于该项应用，它不仅可以标记某个特定血管，而且可以对贯穿多幅图像的动脉网进行编码，通过高 SNR 效率的后处理方式计算出每根供血动脉的信号。

　　ASL 血管编码技术的细节分析不在本章讨论范围内。然而，将各供血动脉的信号分割后，我们便可以将这些分割后的信号以完全相同的方式转化为传统 ASL 信号。图 2.2 为用多重 PLD 血管编码 pcASL 法得到的绝对灌注图和动脉通过时间图。CBF 图中的颜色代表不同血管的供血区域，如下图所示。

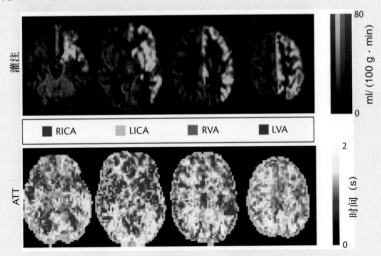

图 2.2　图示为血管编码 pcASL 得到的灌注图和动脉通过时间（ATT）图。灌注图以不同的颜色来表示不同动脉的脑供血区，如图所示不同区域的血供来自不同的动脉，脑部组织基本由四条血管供血。值得注意的是大脑后部区域由两条椎动脉混合供血。RICA，右颈内动脉；LICA，左颈内动脉；RVA，右椎动脉；LVA，左椎动脉

> **框 2.3** 磁共振噪声
>
> 　　如果您亲身经历过磁共振检查或者接近过工作状态的磁共振，您就会对磁共振噪声印象深刻。然而，由于 pcASL 是依赖一系列快速重复的射频脉冲和梯度场切换，因此标记期噪声比较大而且音调较高。在 cASL 和 pASL 中不会出现类似情况。尽管只要采取有效的降噪隔音措施，大多数患者不会因噪声而惊慌，但是如果没有提前提醒患者，个别紧张的患者还是会觉得非常不舒服。

2.1.5　标记小结

　　由于 pcASL 具有 SNR 效率高、可以应用于临床 MRI 扫描仪、标记时程界限明确、控制条件平衡性良好等优点，因此我们推荐其为大多数情况下 ASL 的标记模式。然而，研究者们应该注意到一点，即该技术的标记效率对标记层面处的血流速度比较敏感，因此当被检查者属于血流速度偏高或偏低人群时或者患者的血流速度可能会在两种情况之间相互转换时（例如通过药物控制血液流速），应当格外小心。

2.2　标记后等待

　　为了使被标记血液可以在我们采集灌注信号前到达目标组织，在标记完成后，我们需要等待一段时间。如图 2.3 所示，不同的 ASL 方法对标记后等待的定义略有不同。对于 cASL 或者 pcASL 而言，标记时程是固定的。在标记时程内，动脉血已经被标记并且开始流向组织。在标记末期，为了让标记脉冲末尾所标记的血液可以在采集信号前到达组织，我们需要一个标记后延迟（PLD）。

　　在 pASL 中，标记过程发生在一瞬间，为标记血液到达组织所预留的时间叫做反转时间（TI 或 TI_2）。如果使用标记优化技术（如 QUIPSS II），则标记后等待时间被称为 TI_1（见框 2.1）。由于该项指标明确了标记脉冲的持续时间，因此它等同于 cASL/pcASL 中的标记时程。为标记脉冲末尾所标记的血液到达组织所预留的时间为 $TI-TI_1$，相当于 cASL/pcASL 中的标记后延迟。

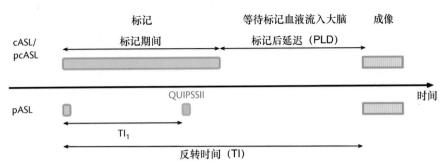

图 2.3 ASL 脉冲序列时间参数原理图。图示不同射频场的时间安排及其持续时间，这些时间安排涉及标记（蓝色）、成像（橙色）、pASL 中的 QUIPSS Ⅱ（或 Q2TIPS）脉冲（绿色）

2.2.1 我们应该等待多长时间？

要想正确估算标记血液到达目标组织的时间，我们应该考虑两个主要因素。一方面，我们希望标记血液可以有足够的时间穿过血管网到达目标组织。这不但可以使 ASL 信号对标记血液的利用率最大化，而且可以确保我们所探测到的信号与组织灌注大概成比例（更多细节将在第 4 章讨论）。另一方面，标记像和对照像间的 T_1 信号差异会呈指数衰减，因此如果我们等待时间过长，ASL 信号将会很小，并且与噪声很难区分。

基于这两个相互矛盾的因素，最优的标记后延迟（PLD，或者 pASL 的 TI-TI_1）应该设置为血液从标记点到组织所期望的最长时间，即最长期望动脉通过时间（arterial transit time，ATT）。然而，这也带来了一个问题：我们如何事先知道在某一受试者中血液到达脑组织需要多长时间？对于在特定年龄范围内的健康志愿者，可以进行一些实验来测量特定的 ASL 标记位置对应的时间。然而，在不同年龄或患有血管系统疾病的受试者中，血液往往会明显延迟。ASL 共识文件给出了一些关于适合不同受试者 PLD 的指导，见第 2.8 节。

2.2.2 单一 PLD ASL 与多重 PLD ASL 的比较

使用单一 PLD 或 TI 的单延迟 ASL 范式简单、易于实现，而且在给定扫描时间内，允许获取每个标记和对照图像的许多平均值，以提高信噪比。然而，为了满足在给定的一组受试者中 PLD 长于预期最长 ATT 这一要求，必须选择非常长的 PLD，这就降低了 ASL 信号的强度。此外，即使是回顾性的，也很难知道所选择的 PLD 是否足以使血液完全到达组织。

　　另一种方法是设置多个延迟时间获取 ASL 数据，通常称为多重 PLD 或多 TI 数据。一旦获得数据，我们便可以建立动力学模型（见第 4 章）来同时估算出灌注和 ATT。因此，与单一 PLD 方案相比，多重 PLD 方案对组织和受试者间 ATT 差异的敏感性较小。另一个好处是，对使用长 PLD 的限制被解除，因此当 ASL 信号较强时，可以更早地对其进行采样，从而提高信号的平均强度。如果方案中还包括一些较长的 PLD，则仍对延迟到达的血液保持着一些敏感性。最后，ATT 本身可能是一个有趣的生理参数，因此可以从多延迟范式中获得更丰富的信息集。

　　对于多延迟方法的一个考虑是，在给定的扫描时间内，每个 PLD 可实现的平均数目与采样估算的 PLD 数目成比例地减少。因此，在每个 PLD 上形成的图像噪声会增多。然而，必须知道，在动力学模型拟合过程中，所有 PLD 上的所有信息都是结合在一起的，这类似于在单个 PLD 上收集更多的平均值，从而得到更可靠的灌注估计。多重 PLD 方案的另一个潜在缺点是，在较早的时间点进行采样会增加对仍存在于大动脉结构中的血液信号的敏感性，而这些信号在到达组织之前就已经存在。这可以通过在采集点移除该信号来解决（见第 2.7 节），也可以通过在拟合过程中将该大血管信号包含在动力学模型中来解决（见第 4.3 节）。

　　第 4 章给出了用单一 PLD 和多重 PLD 数据估计灌注的进一步讨论和实例。在框 2.4 中还讨论了一些更先进的多延迟方法。

框 2.4　先进的多延迟 ASL 方法

　　不同的测量方法并不是依次使用不同的 PLD 或 TI 获取 ASL 数据，而是提出了一些替代策略，如图 2.4 所示。在"Look-Locker"式采集中，包括 QUASAR（动脉区域的定量 STAR 标记）技术，不是在每个 ASL 标记或对照期后只获取一张图像，而是在每个标记脉冲后获得一系列图像。这样，每次 ASL 准备后都可以得到完整的动力学曲线，相对于不同方法测量各种 PLD 上循环采样得到动力学曲线而言，节省了大量的时间。但是，这必须谨慎进行，因为获取早期图像可以显著降低后期图像的 ASL 信号。此外，可以获得的图像层的数量取决于所需的时间分辨率（即获取的 PLD 的间距），这可能会限制图像的空间覆盖范围。

　　最近提出的一种替代方案是时间编码（也称为 Hadamard 编码）ASL。在这种 cASL/pcASL 技术中，图像采集前的时间周期被分解为许多子周期或"模块"。每个模块可以独立地定义为"标记"或"对照",表示对流经标记平面的血液反转的射频场是开启或关闭。在这个准备阶段之后,采集得到一幅图像。在获取每幅图像之前,将这些模块设置为"标记"和"对照"的不同组合,该技术便是不断重复以上过程。通过这种方式,许多独立图像的最终 ASL 信号包含一种编码模式,该编码模式由准备阶段中的不同模块组合方式所设置。这种编码可以在分析中解码,生成一系列具有不同有效 PLD 的图像。这种方法的主要优点是将多个图像组合在一起产生每个输出图像,从而使噪声得到更大的平均,提高了信噪比。然而,使用更多的模块来提高时间分辨率也会降低每个模块的有效标记时间,从而降低信噪比。

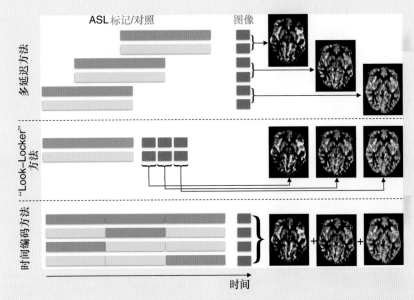

图 2.4 获取多 PLD ASL 数据的三种不同方法示意图。在传统的多延迟方法中,标签(橙色)和对照(灰色)图像都是通过一个 PLD 获取的,然后再转移到下一个 PLD。在"Look-Locker"方法中,在单个 ASL 准备之后在不同时间获取多个图像,每个图像具有不同的有效 PLD。在时间编码的方法中,每一个 ASL 准备阶段后只获得一个图像。然而,准备阶段被分解成一系列的"模块",这些模块被设置为标记或对照,在许多采集中以不同的组合出现。在这个示例中,准备阶段被分成三个等长的模块。第一张图像是在所有三个模块中对血液进行标记的地方获得的。在第一个和第三个模块被设置为对照时,获取第二幅图像,此时第二个模块中被设置为标记。在后处理过程中,将图像与不同的标记和对照组合相结合,可以计算出有多少标记的血液信号来自于每个模块标记的血液。由于每个模块在成像前的延迟不同,因此便生成了具有不同有效 PLD 的灌注图像

2.3　读出

在我们对输入的血液进行标记并等待它到达组织后，我们需要获得大脑的图像。图像采集或读出有多种选择。在这里，我们将简要介绍一些主流方法及其优缺点。

2.3.1　二维多层读出与三维读出的比较

图 2.5 给出了二维（2D）多层读出和三维（3D）读出方法的区别示意图。在二维多层方法中，所有来自单层的成像数据都是在转移到下一层之前获取的。在本例中，首先获取最低（最下）层，然后依次获取更高（更上）层。相比之下，对于三维读出，来自整个大脑的信号是同时获得的。请注意，ASL 中使用的三维读出通常与其他应用（如结构成像）中使用的读出显著不同。对于那些比较熟悉 MRI 方法的学者，在框 2.5 中给出了一些关于差异的讨论。

选择二维和三维读出有多种含意。

- **图像时间校正：**对于二维多层读出，每幅图像在 ASL 准备后的不同时间采集。这意味着每幅图像的有效 PLD 是不同的，必须在分析中加以考虑。此外，在所有层面上实现有效的背景抑制（在第 2.4 节中讨论）更加困难。对于三维读出，图像对比度是有效地固定在一个时间点上，在整个大脑中提供一致的 PLD 和背景抑制。

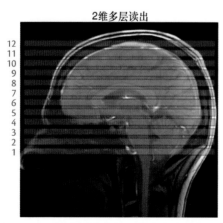
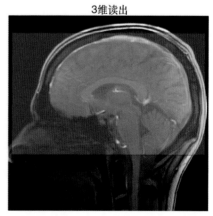

图 2.5　二维多层读出与三维读出方案的比较。在二维方法中，图像是按顺序获取的，对于 ASL，通常是按升序获取；而对于三维，则是同时获取完整的三维体积

框 2.5　ASL 的三维读出

　　三维读出通常用于结构成像，因为它们具有高信噪比、最小变形和产生具有各向同性分辨率的高分辨率图像的能力。然而，用于 ASL 的三维读出通常与用于结构成像的三维读出显著不同。由于标记血液及等待被标记血液到达脑组织会耗费大量时间，因此在每次 ASL 准备后获得尽量多的图像数据就显得十分重要，这样做可以尽可能地减少重建每幅图像所需的采集次数。另外，每当磁化被激发以产生图像时，ASL 信号就会减弱。因此，ASL 的三维读出通常依赖于每次 ASL 制备后使用一个激发脉冲，而不是结构成像中常用的数千个激发脉冲。这个激发脉冲之后是快速获取尽可能多的成像数据。在一次脉冲激发之后，获取足够的数据来重建一个完整的三维容积是可能的，但是，正如文中所讨论的，这需要一段时间，在此期间信号呈指数衰减（与组织的 T_2 值相关），这可能会导致图像出现模糊伪影。

- **图像信噪比：** 三维读出通常比二维读出具有更高的信噪比。
- **模糊效应：** 信号一旦产生，就开始衰减。在二维读出中，每幅图像的信号是单独采集的，因此在采集单幅图像时信号衰减的影响很小。然而，获取重建一幅完整的三维图像所需的所有数据需要更长的时间，在此期间信号衰减可能变得非常显著。对于 ASL 使用的大多数三维成像方法，这表现为不同图像之间的信号模糊，等效于降低了成像方向上的空间分辨率。
- **图像分割：** 为了避免明显的模糊问题，一种选择是"分割"三维读出（也称为"多镜头"读出）。这意味着，在每次 ASL 准备之后，只需要采集重建整个大脑所需的部分信息。这减少了读取时间，从而减少了模糊伪影。然而，这也意味着在重建图像之前，必须组合多个 ASL 准备过程中获得的数据，从而大大增加了生成给定数量图像所需的扫描时间。
- **运动敏感度：** ASL 依赖于标记和对照图像的减影，因此对运动非常敏感。后处理可以用于采集完成后的图像对齐，以校正严重的身体运动伪影（见第 3.1 节）。但是，对于在采集单个容积信息时发生的运动，这种方法是无效的。在多个 ASL 准备获取单个体积信息的分段（多镜头）三维读出的过程中，这个问题会进一步恶化。在二维多层读出过程中，显著的运动会导致大脑外形的扭曲，也会产生"spin-history"效应，如果在前一个图像中成像的部分大脑移动到随后获得的图像内（即同一大脑区域在同一体积内被无意识地多次成像），这会引起信号丢失。这种影响在后处理中是极其难以消除的。单次三维成像方法可能对这些影响是最不敏感的。

2.3.2 常用的读出方案

与 ASL 相结合的读出方法种类繁多，各有优缺点。一些常用的二维多层读出包括以下内容。

- **平面回波成像（echo-planar imaging，EPI）**：EPI 是一种非常有效的二维多层成像方法，这种成像方法获取单幅图像的时间非常短，通常在 50 ms 内，该方法也被广泛应用于功能磁共振成像（functional magnetic resonance imaging，fMRI）和弥散成像等领域。虽然效率很高，但在磁场均匀性差的区域确实存在信号丢失和失真现象（如在鼻窦和耳道周围）。自旋回波 EPI 是一种变体，它有助于减少信号丢失，但会增加采集时间，因此较少用于 ASL。在框 2.6 中讨论了 EPI 的一个更高级的版本，即多段 EPI（multi-band EPI）。
- **螺旋**：该方法与 EPI 类似，但获取数据的方式略有不同。与 EPI 相比，该方法的优点包括能够实现非常短的回波时间（echo time，TE），这有助于减少信号丢失伪影，并且对于相似的成像参数，可以更快地获取每幅图像。然而，图像重建过程更为复杂，与 EPI 在磁场均匀性差的区域导致的图像畸变不同，螺旋读出导致图像模糊，并且在图像后处理过程中很难校正（见第 3.2 节）。

EPI 和螺旋读出都有一些常用的三维读出方法，它们都有 2.3.1 节中提到的三维读出方法的优点和缺点。

- **三维梯度和自旋回波（3D-GRASE）**：该方法与自旋回波 EPI 有许多共同之处，即信号丢失伪影很小，但仍然存在类似 EPI 的图像失真。

- **具有弛豫增强（RARE）自旋模块的三维快速采集：** 这是自旋方法的三维扩展，与 3D-GRASE 是 EPI 的三维扩展非常相似。它具有最小的信号丢失，但与螺旋成像一样，在磁场不均匀平面区域内存在模糊的问题，并且在后处理中难以纠正。然而，与 3D-GRASE 相比，一个潜在的优点是该法读出速度更快，这降低了总的读出时间，减少了层间模糊伪影。

框 2.6　多段 EPI

另一种快速流行于 fMRI 和弥散成像的读出方案是多段 EPI。最近的一些 ASL 方法也使用了这种技术。从本质上讲，它非常类似于标准的 EPI 成像，但不是一次只采集一个二维图像，而是同时采集多个二维图像，然后利用多通道头线圈阵列提供的额外空间信息，在图像重建中分离出来。多段 EPI 采集得到的 ASL 数据集的一个重要特点是，图像数量相关的 PLD 和背景抑制变化将遵循一个更复杂的模式（既不是顺序，也不是交叉），这取决于同时采集多少层图像（如 1、5、9 层等可以同时采集，而 2、6、10 层等可以在另一个时间采集）。

2.3.3　读出参数注意事项

ASL 本质上是一种低信噪比技术。在选择成像参数时一定要小心谨慎，因为这些参数将对最终图像的 SNR 产生明显影响。最优参数的选择将取决于所使用的读出方案、成像时间、扫描仪的场强、您所关注的灌注差异的大小以及很多其他因素。有关读出参数选择的一些主要注意事项如下文所述。

- **空间分辨率：** 信噪比的大小与体素体积密切相关，所以看似体素体积的微小变化，例如 4 mm×4 mm×4 mm 到 3 mm×3 mm×3 mm，将导致信噪比成倍降低（本例中降低了 2.4 倍）。这对像 ASL 这样的低信噪比技术有很大的影响。通过增加重复测量的次数（平均值）可以恢复信噪比，但是信噪比只与平均值的平方根有关。在本例中，为了使信噪比保持在相同的水平，扫描时间必须增加 $2.4^2 = 5.6$ 倍（原本 5 min 的扫描将变成 28 min!）。使用较低的空间分辨率（较大的体素）也可以减少读取所需的时间。然而请注意，使用非常低的空间分辨率显然将损害灌注信号的精确大脑区域定位能力，以及加剧部分容积效应（见第 6 章），并且还可以增加磁场均匀性较差地区的信号丢失伪影的发生率（如鼻窦或耳道附近）。通常，在更高的场强下可以获得更高的空间分辨率，但在 3 T 下，体素大小为 4 mm×4 mm×4 mm 或 3.5 mm×3.5 mm×3.5 mm 是合理的。

- **回波时间（TE）**：回波时间决定了图像采集前信号衰减的程度。与 BOLD fMRI 不同，ASL 不需要使用很长的 TE，因此最小化回声时间将有助于提高信噪比，并使非自旋回声技术的信号丢失伪影发生率降到最低。螺旋读出本质上回声时间较短。对于基于 EPI 的读出方法而言，保持较低的空间分辨率将有助于保持较低的 TE，但也可以使用一种称为 "部分傅里叶" 或 "半扫描" 的技术。这种方法可以降低 TE，提高信噪比，虽然这往往伴随着少量的图像模糊。

- **并行成像**：该技术利用多个线圈（也用于多段 EPI，但方式不同）的空间信息，减少需要获取的 MRI 信号采样数量，从而减少了读出所需的时间。这可以帮助最小化 TE 和减少总读出时间，这也可以减少在三维方法中的层间模糊伪影。然而，这是以牺牲信噪比为代价的，而且需要一些额外的扫描时间来校准并行成像，这往往会超过潜在的好处。

- **伪影**：如前所述，各种读出参数将影响图像伪影的发生概率。例如，大体素（或大层厚）和长时间回波信号将加剧信号丢失，长读出时间将导致更严重的图像扭曲（对于 EPI 类方法）或模糊伪影（对于螺旋读出类方法）以及层间模糊（对于三维方法），并且分段三维读出中的运动伪影也会更严重。

2.3.4 读出总结

各种不同的读出方法各有优缺点。最佳选择可能取决于可用的成像时间、受试群体（例如，他们是否可能在扫描过程中移动？）和预期灌注信号的差异，以及当地是否有不同序列可用。在实践中，您能得到的将由您的磁共振序列提供者决定：您通常可以从您的 ASL 版本（如框 2.7 所解释）中得到一个线索。无论您拥有或选择何种类型的

ASL，试验给定的协议是确保在给定研究的限制条件下获得足够图像质量的关键。

框 2.7　我有哪个版本的 ASL？

在扫描仪上，您正在使用的 ASL 脉冲序列可能有一个晦涩难懂的名称，如"ep2d_picore"。查看协议中的各种选项可能有助于明确正在运行的 ASL 的版本类型。如果有任何疑问，我们强烈建议您咨询您的扫描仪厂商代表，或脉冲序列的提供者，特别是您所使用 ASL 的偏好设置和读出类型。然而，作为一个粗略的指导，cASL 或 pcASL 序列通常在名称中有"CASL"或"PCASL"字样。另一方面，pASL 有许多不同的版本。最常见的有 EPISTAR、PICORE 和 FAIR。序列名称的其他部分通常涉及其所使用的读出方案。例如，"ep2d"指的是二维多层 EPI 成像，它是众多可能的读出选项之一。从分析的角度来看，了解使用哪种类型的 ASL、标记参数（如标记持续时间和标记后延迟）以及读出的类型是很重要的，因为这些都影响到用于量化灌注的分析方法。

2.4　背景抑制

在许多基于磁共振成像的技术中，人们通常希望使测量到的组织信号最大化，以便能够在一直存在的噪声之上更清晰地将其可视化。在这方面，ASL 是一个反例，因为我们所感兴趣的并不是来自脑组织本身的信号。事实上，我们的目标是通过标记像与对照像的减影来完全消除它。标记像和对照像之间组织信号的任何变化都将被解释为灌注信号，使我们的测量产生偏差。因此，我们的目标是确保标记像和对照像之间的组织信号尽可能相似，例如确保两种情况下的磁化传递效应是相同的（见第 2.1 节）。

由于标记像和对照像之间的组织信号应该保持不变，因此通常称为静态组织，以便将其与传递到体素的标记血液里的水产生的信号区分开来。然而，组织信号也可能由于生理过程（如心脏或呼吸周期）和受试者的大幅运动而波动，这在后处理中永远不能完全纠正。这种波动与我们试图衡

量的微小的灌注信号相比是显著的。因此，应用背景抑制可以显著提高
ASL 图像质量，即我们的目标是在不影响灌注信号的情况下减少来自脑
组织的信号。只要标记条件与对照条件的背景抑制一致，平均组织仍将被
减影过程去除，但组织信号的波动将大大减少。背景抑制的应用在框 2.8
中有更详细的讨论。

框 2.8　背景抑制的应用

　　减少静态组织信号的一个简单方法是使用"饱和"脉冲。这样可
以消除脉冲作用时成像区域内出现的任何信号。如果这种脉冲是在标
记的血液开始在大脑中积聚之后发出的，那么这种信号也将被饱和掉。
因此，常采用"预饱和"的方法来去除静态组织信号，然后再进行标
记。"后饱和"在 pASL 中也是可能的，因为在短暂的标记脉冲之后，
血液还没有时间流入成像区域。这与在标记期标记的血液已经流入成
像区域的 cASL/pcASL 情况不同。

　　然而，单纯的饱和前或饱和后通常不会导致有效的背景抑制，因
为一旦饱和完成，组织就会根据其纵向弛豫时间常数 T_1 开始恢复到平
衡状态。由于标记期和标记后延迟通常较脑组织 T_1 要长，因此在成像
时仍然会留下显著的组织信号。背景抑制可以通过引入额外的反转脉
冲得到显著改善，通常与饱和前或饱和后相结合。这类似于 pASL 技
术中所用的标记血液的反转脉冲，但是为了抑制背景，它们被施加于
成像区域，并且反转脉冲的施加时间要保证在成像开始时，静态组织
信号残留较少。

　　但是这对血液内的水信号有什么影响呢？由于反转脉冲只施加于
成像区域，对 ASL 信号有影响的血液水分子在颈部被标记，因此它只
经历反转脉冲，没有经历预饱和或后饱和。虽然血液水分子信号受到
这些脉冲的影响，但我们发现，标记和对照条件之间的信号差异并没
有改变，因此，ASL 的对比度依然存在。

2.4.1　分析过程

　　有效的背景抑制无疑会大大提高 ASL 数据的图像质量。这对于分
段的三维读出方案来说尤为重要，因为"shot"之间静态组织信号的
微小差异可能导致显著的伪影。然而，它对数据的后处理确实有一

些影响。

- **图像变化**：对于 3D 读出，图像对比度在某一时间点上可以得到有效的固定，即可以对背景进行定时抑制，此时可以进行有效的抑制。然而，对于 2D 多层读出，每幅图像的采集时间不同。在此期间，静态组织将继续恢复，这意味着后期采集图像的背景抑制效果较差。图 2.6 显示了这种效果的一个示例。这可能会导致对准和运动校正的问题（见第 3 章），因为组织信号是随空间不同而变化的。对于同时获取多幅图像的多段读出方案来说，这可能尤其是个问题。

- **运动校正**：理论上，背景抑制可以有效地去除组织的静态信号。从减少运动导致的减影伪影的角度来看，这似乎很好。然而，头部运动也会影响灌注信号，我们希望能够在预处理中纠正这一点：一个依赖于图像对齐的过程（见第 3.1 节）。如果大脑的背景信号被有效地移除，这种校正就会变得非常困难，而且可能是非常不准确的，以至于它开始在标记-对照减影得到的图像中引入伪影。这一点，以及静态组织信号本身反转的危险（见框 2.9），都是在背景抑制方面不能太激进的好理由。

- **反转效率**：如果利用反转脉冲进行背景抑制，那么对于理想脉冲，灌注信号不受影响。在现实中，脉冲是不完美的，会导致灌注信号的小损失。理想情况下，应该测量脉冲的效率，并将其用于校正 CBF 估算中应用的反转效率。例如，如果使用两个全局反转脉

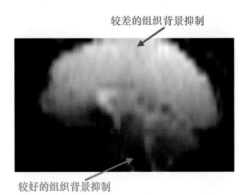

较差的组织背景抑制

较好的组织背景抑制

图 2.6 2D 多层读出的背景抑制变化。图示该数据集的矢状位图，图像采集顺序为先下后上（由于扫描平面是轴向的，所以该图为原始图像的水平截面）。因此，背景抑制效果在图像下部较好，在上部效果较差

冲，每个脉冲的反转效率为 95%，那么用于量化的反转效率应乘以 $0.95^2 = 0.9025$。

框 2.9   被反转的静态组织

　　大多数 MR 图像显示的是空间中每个点上信号的"幅度"（强度）。因此，它们对信号是否反转并不敏感。如果使用激进的背景抑制，则可能在图像采集时反转静态组织信号。这对于处理 ASL 幅值图像是有问题的，因为我们通常假设，注入标记（反转）的血液会降低总信号，因此从对照图像中减去标记图像会得到正灌注信号。然而，如果组织信号已经反转，那么反转的血液将增加而不是减少信号的幅度。对照−标记减影将导致负灌注信号。因此，如果要对信号幅度进行常规的图像处理，建议确保静态组织信号在成像时不被反转。

2.5   校准扫描

　　对照和标记 ASL 扫描的减影产生灌注加权图像，但这类图像的缩放多少有些任意。每个体素中产生的信号强度将取决于所使用的扫描仪类型、所使用的读出技术、用于接收信号的射频线圈、受试者在线圈中的体位以及一系列其他因素。为了将灌注信号以有意义的单位表示，我们需要一些校正因子来告诉我们如何适当地缩放信号。正如我们在第 1 章中讨论的，我们通过采集一个单独的校准图像来实现此目的，采集校准图像的过程中不施加背景抑制及所有的 ASL 标记。采集图像之间的时间间隔较长［重复时间（TR）通常 6～10 s］，这样做的目的是为了使图像信号由组织中水分子的量决定，而不是其他属性：一幅质子密度加权像。在一些采集方案中，校准图像可能是 ASL 扫描的一部分，也可能是需要采集的独立图像。知道序列中的哪个扫描是校准图像非常重要，序列之间是不一致的。在获取过程中不同的图像如何排序的可能性（称为"序列循环"）将在框 2.10 中进一步讨论。

> **框 2.10**　序列循环
>
> 　　在分析您的 ASL 数据时，知道您的数据的哪个容积对应于哪个 ASL 准备当然很重要。不同类型 ASL 技术的标记和对照条件的组合顺序不同，并且在多 PLD 实验中可以设置不同的 PLD。在一些序列中，不同的 PLD 可以作为单独的扫描来采集，而在另一些序列中，它们可能交叉在获取的容积中。标记像可以在对照像之前采集，反之亦可。此外，校准扫描可以作为扫描的第一幅（或最后一幅）图像来采集，并且可以有单个图像或多个图像用于校准。
>
> 　　因此，了解您正在使用的 ASL 技术中所有这些不同的选项是如何进行循环的，以避免数据分析中的错误，这一点非常重要。查看获取的原始数据也是明智的，不仅要评估图像质量和运动程度，而且要确保序列以您期望的方式循环。如果施加了背景抑制技术，通常不同 PLD 采集的图像会有略微不同的背景抑制，因此不同 PLD 图像间组织信号可能会有视觉上的差异（可能还有对比度差异）。校准图像应该强度更高，因为组织信号没有被抑制（除非使用了不同的"增益"因子：见框 5.4），而且不同类型组织信号之间的对比往往更明显。还有一个因素应该也是明显的，即是否应用接收线圈的灵敏度内置校正。如果已经应用了，那么图像中来自给定组织类型的信号强度应该大致相同。如果靠近接收线圈的信号较强，则没有进行校正，在数据分析时必须考虑到这些因素。

2.6　接收线圈灵敏度校正

　　另一个需要考虑的因素是所使用的射频接收线圈的灵敏度可变性。大多数现代扫描仪使用（头部）多通道线控阵接收线圈，对大脑边缘附近的信号更为敏感，而对大脑中心的信号则不那么敏感。如果没有充分考虑到该因素，灌注信号可能在大脑边缘被人为放大。如果使用逐体素校准，该灵敏度已经被自动校正（见第 5 章），但对于其他校准方法，必须以其他方式进行校正。

　　一些扫描仪允许将接收线圈的灵敏度变化（也称为"偏置场"）作为采集的一部分进行估计和校正，从而使得到的图像不受这些变化的影响（见图 2.7）。如果所有的 ASL 和校准图像都是在这个校正打开后采集的，那么就不需要额外的后处理。如果不是，那么就可能通过获取有校正和没有校正的校准图像，并将其相除来估计接收线圈的灵敏度模式。如果扫描仪上没有这样的校正，另一种选择是获得一个校准图像，头部接收线圈照常采集校准图，另一个校准图使用身体线圈（内置于大多数临床扫描仪内）采集。身体线圈通常不作为接收线圈使用，因为产生的 SNR 很低，但它的优势是在整个大脑的灵敏度变化很小。因此，用头部线圈获得的图像除以身体线圈获得的图像也可以得到接收线圈灵敏度的估计值。一旦得到这样的估计，就可以应用于其他 ASL 数据，以消除这种偏差。

2.7 动脉伪影

在很多关于 ASL 的讨论中，假设我们测量的血液信号到达体素，然后灌注到该体素中的组织。当然，在现实中，有动脉血管将标记的血液运输到整个大脑，使用 ASL，我们可以在标记的血液还在动脉中时观察它。事实上，ASL 已经被用来生成动脉自身的血管造影图像，从而测量血流速率。然而，对于灌注成像，这些动脉将在体素中产生 ASL 信号，标记的血液实际上是流向大脑的其他地方，因此不应该像我们在第 1 章

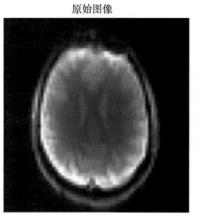 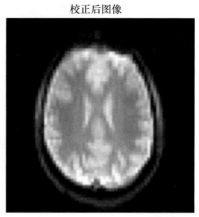

原始图像   校正后图像

图 2.7 接收线圈灵敏度：用多通道接收线圈采集的信号，左图为在采集点没有施加线圈灵敏度校正，右图为施加了线圈灵敏度校正。注意线圈灵敏度的显著影响，以及校正后图像会显得更加均匀

中讨论的那样对我们的灌注测量产生影响。如果使用短的 PLD 或 TI,
这一点尤其明显,因此成像发生在标记的血液到达组织之前,如图 2.8
所示。

处理这个问题有三种主要的可能性:第一种是使用单延迟的方法处
理长 PLD,希望所有标记的血液都有时间到达组织。然而,正如前面提
到的,这导致了低 SNR 效率,没有关于动脉通过时间的信息,也不能保
证在延迟的血液到达时,不会出现动脉信号。这在老年受试者或有特定血
管病变(如狭窄)的个体中尤其明显。在这些情况下,可能需要更长的
PLD,从而导致更低的信噪比。当然,从单个 PLD ASL 灌注图像中观察
动脉血流信号也是一个好主意,如图 2.8 所示。

第二种校正动脉血液信号污染的方法是接受图像中对信号有污染
的事实,并试图在分析中对其建模,以免混淆组织灌注的估计;这将
在第 4.3 节中详细讨论。第三种选择是尝试在采集时移除动脉信号,
这一过程称为"血流抑制"或"血流粉碎",见框 2.11。您可能遇到
的特别使用血流抑制的 ASL 变体 QUASAR,在框 2.12 中有更详细的
描述。

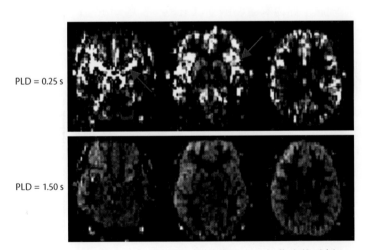

图 2.8 使用短 PLD(顶部 0.25 s)和长 PLD(底部 1.50 s)获取的示例 pcASL 数据。
图中给出了三个示例图像,最左边的图像是最下层面,最右边的图像是最上层面。注
意在较短的 PLD(红色箭头)动脉内标记血液的大信号伪影。当 PLD 为 1.5 s 时,这
些动脉伪影消失了,因为所有标记的血液水分都有时间到达组织

框 2.11 血流抑制

　　通过在图像采集过程中加入一对梯度脉冲，可以抑制动脉产生的 ASL 信号。这些在原则上是相同的梯度脉冲，用于生成弥散加权成像对比：如果体素包含水，并且水的移动速度在特定范围内（如同在动脉结构中一样），那么梯度脉冲导致这些信号相互抵消，大大减少了动脉信号。对于弥散成像，需要非常大的梯度以获取对微观尺度上的运动敏感。为了抑制血流，血液通常以每秒几厘米的速度流动，因此可以使用小得多的梯度。

　　这种方法的优点是，理论上，在得到的图像中只有很少的动脉信号，所以在后续分析中只需要考虑组织信号。然而，额外的梯度脉冲需要一些时间来发挥作用，这意味着回波时间（TE）必须延长。如第 2.3 节所述，一般情况下，我们希望在 ASL 中最小化 TE，以最大限度地提高信噪比，降低对信号中断伪影的敏感性，因此增加血流抑制梯度是有害的。此外，血流抑制梯度必须应用于特定的方向。只有朝这个方向流动的血液抑制效果才是最好的，而垂直于这个方向流动的血液不会受到影响。由于血液倾向于向上流动，因此常常选择上下方向的抑制，但轴向平面内有重要的动脉节段，这些动脉节段不受此类脉冲的影响。因此，在最终的图像中可能仍会出现一些动脉信号（图 2.9）。

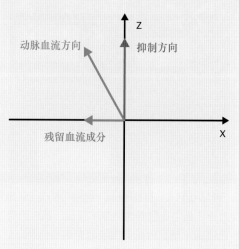

图 2.9　动脉抑制一般应用于上、下方向，一般标记为 Z 方向。任何在这个方向上没有完全对齐的动脉血流都不会被完全抑制，并且会有残留成分，如图中垂直于抑制方向的 X 轴所示，这将导致一些动脉信号出现在 ASL 数据中

> **框 2.12 QUASAR**
>
> 　　动脉区域定量 STAR 标记（quantitative STAR labeling of arterial regions，QUASAR），是一种单次 ASL 准备后对大脑重复成像，在不同 TIs 下生成多幅图像的 Look-Locker pASL 方法。然而，QUASAR 还涉及两个 ASL 数据集的获取：一个施加血流粉碎梯度，另一个没有施加。两个数据集都包含组织内的 ASL 信号，但只有非血流粉碎的数据集包含动脉信号。因此，两个数据集减影后将只留下动脉信号，它可用于估计局部动脉输入函数（见第 4 章）。这可以用来量化灌注而不必考虑标记血流的形状，并且对色散等其他影响估算更准确。这种数据的处理在框 4.13 中有更详细的描述。

2.8 共识文件建议

　　ISMRM 灌注研究组与欧洲 ASL 痴呆委员会在 2015 年提出了一份联合共识文件，描述了在临床应用中实施 ASL 灌注成像的建议（见拓展阅读）。简言之，主要建议如下。

- 标记：pcASL 的标记持续时间为 1800 ms。
- 等待：70 岁以下健康受试者的 PLD 值为 1800 ms，70 岁以上患者或个体的 PLD 值为 2000 ms。
- 读出：一种分段的 3D 读出（无血流抑制梯度）。
- 背景抑制：预饱和后跟随两个反转脉冲。
- 校准图像：单独获取的图像，不受背景抑制，TR 较长。
- 灌注计算：使用简化模型进行，如框 1.3 所述，使用能校正接收线圈灵敏度的体素校准。

　　如果遵循这些建议，那么就应该获得高质量的 ASL 数据。然而，值得记住的是，这些指南的目的是提供一个简单的协议，用于直接灌注定量的一系列临床设置。因此，一个特定研究的最优方案可能与这些指导方针完全不同。例如，由于多 PLD ASL 复杂性的提升，不建议将其作为默认协议，但鼓励使用它，特别是对于那些希望实现更精确的灌注量化和（或）对估算 ATT 感兴趣的人。

在通常把跨成像平台的复杂分析作为标准操作的研究中，多 PLD 协议的复杂性增加不太可能成为一个担心的问题。对于可能有显著运动的研究，单次 3D 或多层 2D 读出所得出的数据可能比分段 3D 读出所得数据更加准确。因此，在设计 ASL 协议时，共识文件的建议是一个很好的起点，但是研究人员应该可以自由地探索一系列选项，考虑到他们特定情况的所有因素，并在实践中使用试点数据测试他们的选择。

小结

- ASL 数据的获取方法多种多样，各有优缺点。
- 对于标记，由于 pcASL 具有较高的信噪比和较长的标记持续时间，因此通常推荐使用 pcASL，但在某些情况下，其他方法可能更合适。
- pcASL 标记效率依赖于标记平面上的血流速度，因此研究人员在比较可能具有不同血流速度的组或可能因药物影响血流速度的组时，应该意识到这一点。
- 单 PLD ASL 操作简单，但对血液到达延迟非常敏感，除非选择特别长的 PLD，但是长的 PLD 会降低信噪比。
- 多 PLD ASL 允许 ATT 的估计和校正，但需要更复杂的后处理。
- 对于读出，三维序列允许更有效的背景抑制和产生更高的信噪比，但可能有层间图像模糊，分段成像方法对运动伪影更敏感。
- 有效的背景抑制对于获得高质量的 ASL 图像非常重要，但是在后续的分析中必须考虑其效果。
- 共识文件建议给出了一个强大和简单的方案，特别是对于常规的临床应用，但是针对具体研究的最佳方案，可能与这些指南不同。

拓展阅读

- Alsop DC, Detre JA, Golay X, Günther M, Hendrikse J, Hernandez-Garcia L, et al.（2015）. Recommended implementation of arterial spin-labeled perfusion MRI for clinical applications: A consensus of the ISMRM Perfusion Study Group and the European Consortium for ASL in dementia. *Magnetic Resonance in Medicine*，73（1），102-116.

■ 这篇 ASL "白皮书"或"共识论文"在前一章中也被推荐阅读，它很好地总结了各种可用的 ASL 方法，为日常临床应用提供了一个简单的 ASL 协议建议。

■ Wong & Eric C.（2013）. New developments in arterial spin labeling pulse sequences. *NMR in Biomedicine*，26（8），887-891.

■ 这篇综述简要概述了本文没有时间介绍的一些更高级的 ASL 方法。这些方法包括允许根据血液的流速而不是位置来标记血液的方法，血管供血区域的测量，以及估计大脑中氧气提取比例的方法。

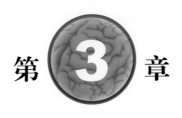

第**3**章

预 处 理

在本章中，我们主要介绍在 ASL 数据灌注定量分析之前的一些常见预处理步骤。这些主要用于删除或减少数据中的伪影，例如头动伪影及读出相关的图像变形。ASL 分析的一个重要的预处理步骤是标记-对照减影，我们不会在这里进一步讨论这个步骤，但需要注意的是，标记-对照减影和其他预处理过程之间可能存在重要的交互作用。

3.1 运动校正

与所有的 MRI 方法一样，ASL 也易受运动的影响，因此某种方式的运动校正通常作为预处理步骤之一。ASL 数据中实现良好的运动校正是具有挑战性的。运动校正的主要选项与其他功能磁共振成像数据所广泛使用的校正方法相同：即使用刚体（6 自由度）变换在各幅图像之间进行配准。

头动导致 ASL 数据最明显的误差来源于标记-对照减影过程中。图像之间细微的头部运动可能会导致体素差异。当两幅图像彼此相减时，体素差异可能与灌注信号本身一样大或更大。这通常见于大脑的边缘，但在原始数据中信号差异最明显的地方也会出现这个问题。因此，在标记-对照减影前进行头动校正是非常重要的。头动校正的最大缺点是基于配准校正方法的插值本身就会引起减影伪影。与此同时，它也不能"消除"与最后图像采样格栅相关的头动导致的不同部分容积效应（见第 6 章）。

头动产生的减影误差也是背景抑制的另一个动机（见第 2.4 节）；减

少静态组织信号，使其更加均匀，将减少来源于头动或是生理的减影伪影。虽然背景抑制将减少头动伪影，但反过来会使头动校正更加困难，因为它消除了配准过程用于精确对齐不同图像的对比度。直觉上，两幅边缘模糊的图像比两幅边缘清晰明亮的图像更难对齐。因此，一个好的背景抑制方案不能太过激进，应该为头动校正留下足够的静态组织信号。对多重 PLD 数据进行头动校正会带来额外的挑战，因为背景抑制图像的强度会随着 PLD 的变化而变化，不过一般的头动相关算法应该能够解决这一问题。在 2D 读出采集的数据中可以观察到非常细微的效应，即不同的图像在不同的 PLD 采集（见第 2.3 节），靠后的图像通常具有较差的背景抑制。这可能会导致信号强度显著的强弱变化，而强弱变化在不同的 PLD 中是不同的：这可以与头动校正相互作用，导致头动伪影在成像体积内人为地在上-下层面移动。

总而言之，尝试对数据集进行头动校正，然后检查标记-对照减影的图像以寻找明显的伪影是值得的，就像示例框 3.1 中所做的那样。通常，在整个扫描过程中头动伪影在数据集的一小部分图像中最为突出。处理这些伪影的一个有效策略是在进一步处理前删除数据集的这个子集。对数据读出时发生的头动尤其如此，因此这些伪影不能通过以配准为基础的头动校正来纠正。这可以通过已开发的方法手动或自动完成。这些方法使用从配准过程中获得的头动信息，并评估去除大头动点的图像是否改善了灌注图像的整体估计，例如通过检查估计灌注值的方差。

示例框 3.1　pcASL 数据的头动校正

我们可以回顾第 1 章示例中的数据，看看头动校正有什么不同。请注意，这些数据是在一个配合的、经过良好训练的志愿者中采集的，所以我们不认为头动很严重。图 3.1 为头动校正前后特定层面的个体差异图像，头动校正前可见部分头动损坏，在视觉上表现为脑边缘的伪影。请注意，头动校正已经减少了由减影产生的伪影，但仍然有证据表明即使在校正之后也会有伪影存在。

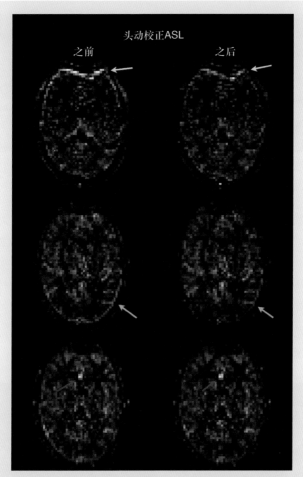

图 3.1 从第 1 章示例介绍的数据集中选取的三对不同层面图像，分别显示了头动校正前（左）和头动校正后（右）的图像。绿色箭头显示头动校正后的边缘增强更少。虽然头动校正不能消除图像失真（黄色箭头）或大血管污染（红色箭头），但它确实有助于减少在减影的图像中产生的伪影的影响

图 3.2 为头动校正前后的平均灌注加权图像。由于本例中的头动极小，平均 30 对不同图像后的视觉差异也很小。但这种差异主要表现在大脑边缘，通过计算两种情况的差异可以看出，如图 3.2 所示。

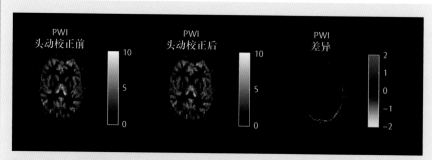

图 3.2   第 1 章介绍的数据集头动校正前（左）与校正后（中）灌注加权图像（PWI）的对比，以及两者的差异（右）

    正如我们已经注意到的，在没有背景抑制的情况下，头动在数据中的问题可能更大。图 3.3 所示的灌注加权图像来自与图 3.2 非常相似的数据集，只是这次没有进行背景抑制。在这种情况下，头动误差更大（虽然与图 3.2 的直接定量比较并不精确，因为数据的整体尺度和头动略有不同，但用肉眼观察仍然显得很小）。不仅是已被纠正的头动与未被纠正的数据之间突出的边缘差异，而且在大脑内部的特征，包括脑室，甚至皮质折叠模式似乎也存在差异。

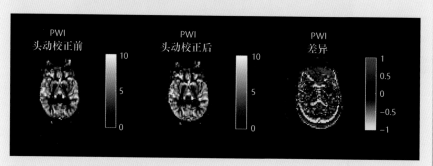

图 3.3   在不受背景抑制的数据集中（除此之外使用与第 1 章示例相似的参数），灌注加权图像头动校正前（左）和校正后（中）的对比，以及两者的差异（右）

    在相关网站（www.neuroimagingprimers.org）上，您可以找到这里显示的两个数据集，以及如何执行头动校正和检查它对数据和最终计算灌注图像的影响的相关说明。

3.2   失真校正

    利用平面回波成像（EPI）获得的 ASL 数据，包括 3D-GRASE 读出，也会受到所有基于 EPI 技术所共有的失真的影响，而在其他磁共振应用（如 BOLD fMRI）中用于这些技术的校正方法也可以应用于 ASL。一种方法是采集两幅相位编码方向相反的校准图像（如前后、后前），用于校正校准图像和主要 ASL 数据序列中的失真，这是示例框 3.2 中使用的方法。或者，相同部位的场强图（来自其他序列，如弥散或 BOLD fMRI 扫描）可以用来纠正失真。然而，与螺旋读出相关的失真不能用同样的方法来校正。

示例框 3.2　EPI 失真校正

　　同样，我们可以从第 1 章的示例中重新查看数据，但是现在应用了失真校正。该数据集包括两幅校准图像：一幅为前后相位编码的校准图像，与主要 ASL 数据匹配；另一幅为后前相位编码的校准图像。这两幅图像如图 3.4 所示；请注意，最明显的影响是在大脑的前部。与我们在第 1 章中看到的相比，在该图中我们选择察看一幅稍微低一点层面的图像，因为在填充空气的鼻窦附近，磁场不均匀性越大，失真越明显。利用这两幅图像，可以估计出一幅场强图，然后将这两幅校准图像合并成一幅校正图像，如图 3.4 所示。我们还可以对主要的 ASL 数据应用相同的校正来校正（相同的）失真。注意，我们只获得了两个版本的校准图像，我们不需要重复主要的 ASL 数据采集，因此额外的获取时间是最小的。这种校正对灌注加权图像的影响如图 3.5 所示。

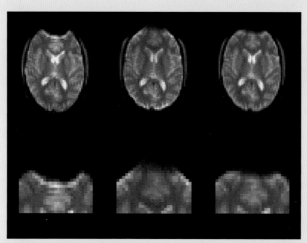

图 3.4　校正图像的一层：采用 AP 相位编码（左）和 PA 相位编码（中）。通过合并二者图像来生成一幅场强图，及一个校正的校准图像（右）

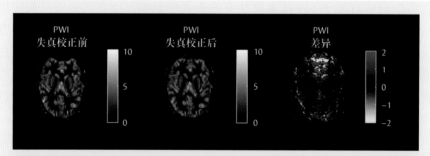

图 3.5　灌注加权图像（PWI）在失真校正前（左）和校正后（中）的图像。两者的差异（右）表明，大部分改变发生在前区，从图 3.4 所示的失真可以预期

　　在相关网站（www.neuroimagingprimers.org）上，您可以找到这个数据集以及如何从校准图像进行失真校正，及应用该方法得到校正后的校准图像和校正后的 ASL 差值数据的详细说明。

　　另一个使数据失真的过程在 3D 成像读出获得的 ASL 数据中可见。可以在数据的一个方向上出现图像模糊，最常见的是在上-下方向；这是由于与 2D ASL 数据相比，信号在较长的读出周期内 T_2 衰减增加所致（见第 2.3 节）。矢状面或冠状面往往会出现上-下模糊，从正常轴向图像看，其效果一点也不明显；参见示例框 3.3。如第 2.3 节所述，通过改变 ASL 序列参数和有效地分割（或分段）获取，可以减少这种情况。然而，使用"去模糊"方法可以去除 3D 读出中的模糊。该校正是通过一个本质上与"锐化"一幅图像相同的过程来实现的，但只适用于垂直层面方向。

示例框 3.3　**3D GRASE ASL 中的模糊伪影**

　　图 3.6 显示了 3D GRASE 采集中模糊效果的一个相当极端的例子。在本例中，这不是一个分段采集，所以每幅图像都是在单次激发后采集的，这已经不再是 3D GRASE ASL 常用的方法。校准图像（顶行）中可以看到模糊伪影，但在差异图像（第 3 行）中更加明显，虽然只有在查看矢状位或冠状位切片时才能看到模糊；在轴向图像上看起来灌注加权图像是可以接受的。这两种图像（第 2 行和第 4 行）都应用了去模糊处理，可以看到它降低了模糊效果，但也引入了噪声，最明显的是在校正后的差异图像（第 4 行）。

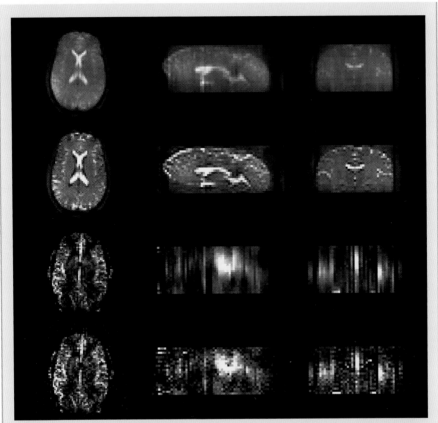

图 3.6　使用 3D GRASE 获取 ASL 数据的一个例子，该数据只有一次"激发"（未分割），显示三个视图的中心切片。前两行是原始的校准图像和经过模糊校正后的结果。底部两行显示去模糊前后的 ASL 差异图像（10 次重复测量的平均值）

3.3　配准

与许多其他 MRI 数据一样，通常需要将从受试者得来的低分辨率的 ASL 数据转换为不同的分辨率和方向。最显而易见的例子是需要把一组受试者的图像转换到一个共同的空间，如组分析的 MNI152 标准空间（见第 8 章）。此过程对于低分辨率和对比度低的 ASL 数据来说是个挑战，与 BOLD fMRI 数据实现可接受配准的过程类似：即，ASL 数据到结构图像的初始严格配准与结构图像到标准空间（或模板）的（通常是非线性的）配准相结合。这个过程如图 3.7 所示，其中一个线性刚体配准用于估计将 ASL 数据与同一个体的 T_1 加权结构图像进行对齐需要的转换矩阵 T_s。第二个非线性配准用来估计 T_1 加权结构图像和模板之间所需的转换矩阵 T_t，在这种情况下，通常使用 MNI152 标准大脑作为标准脑模板。然后可以使用这些转换矩阵与插值，生成与结构图像或模板图像对齐并具有相同大小体素的灌注图像。

与头动校正一样，背景抑制对这种配准过程没有帮助，校准图像通常是第一个配准步骤的更有用的基准（确保在主要 ASL 数据和校准图像之间的任何头动都被校正）。由于组织类型之间的生理差异以及部分容积效应（我们将在第 6 章进一步讨论），ASL 灌注图像通常能够提供灰质和白质之间的最佳对比度，因此通常是配准的最佳基准，尽管这个基准有噪声。因此，一种实用的解决方案是使用校准图像与结构图像之间的初始配准来初始化灌注图像与结构图像之间的配准。这个过程在示例框 3.4 中说明。

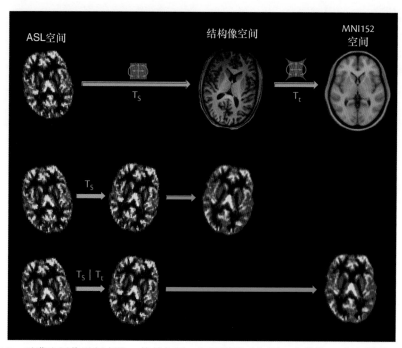

图 3.7 对灌注图像进行变换，使其与另一幅脑图像（如同一个体的 T_1 加权结构图像）或模板（如 MNI152 标准脑）对齐的过程。配准需要估计转换 T_s 和 T_t；这些可以用来转换图像，插值可以用来匹配目标图像的体素大小

示例框 3.4　　将灌注图像转换到结构空间

　　图 3.8 显示了第 1 章的灌注图像，配准可以将其转换为与旁边的 T$_1$ 结构图像相同的分辨率。图 3.9 中，灌注图像被叠加在结构图像之上显示。从这里，您可以看到灌注最高的区域是如何与灰质区域相对应的，无论是在皮质还是在深部灰质结构中。

　　在相关网站（www.neuroimagingprimers.org）上，您可以找到这个数据集，以及关于如何在 ASL 数据和 T$_1$ 结构图像之间进行配准，然后将最终灌注图像转换到 T$_1$ 结构空间的说明。

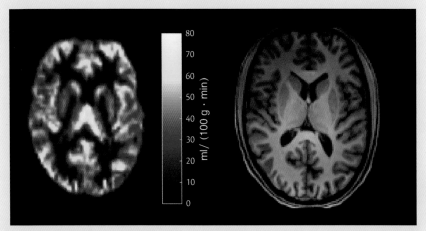

图 3.8　灌注图像（左）被转换为与结构图像（右）在同一位置的同一空间后的图像

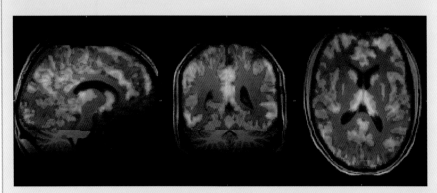

图 3.9　叠加在结构图像上的灌注图像（红-黄）视图

3.4　空间过滤

由于 ASL 数据本身信噪比较低，因此对数据进行一定程度的空间过滤（平滑）有助于可视化和组分析，就像对其他神经成像数据所做的那样。对于同一 PLD 下采集的数据，对标记-对照数据或者最终的灌注图像进行平滑处理都可行。然而，包含不同 PLD（或标记持续时间）的数据在模型拟合之前不应进行平滑处理（见第 4.7 节），因为将不同 ATT 的不同体素混合在一起，可能导致较差的拟合质量和最终灌注估计的偏差。在模型拟合之前，少量的（亚像素）平滑具有一定的价值，因为这个步骤可以减少数据中最糟糕的噪声，并可以在一些体素中得到更好的整体结果，在这些体素中，如果不平滑就无法收敛。

标准空间过滤包括设置一个固定的空间范围参数，此举忽略了体积的某些区域可能比其他区域具有更多的固有平滑性或可能显示不同噪声水平的情况。另一个有用的选择是让数据决定使用的平滑，这是在贝叶斯模型反演中的空间先验提供的，我们将在第 4 章中遇到。作为模型拟合的一部分，这直接应用于灌注图像（而不是数据），使其同时适用于单和多 PLD ASL。

小结

- 采集过程中受试者头部的头动是生成灌注图像的一个问题，它会导致标记-对照减影中的伪影。
- ASL 数据一般推荐头动校正，但不能完全解决减影伪影，因此检查数据以确定这些伪影发生在哪里是重要的。
- 不同的读出方法可能导致图像失真，其中一些图像至少可以作为预处理的一部分进行部分校正，但可能需要额外的数据来估计影响的程度；例如，可能需要一幅场强图。
- 通常需要将灌注图配准到结构图像。灌注图像为结构图像的配准提供了最好的灰质-白质对比度，但可能有噪声。首先将校准图像配准到结构图像通常是得到转换矩阵初始猜测的一种好方法，其可以在使用灌注图像配准时加以改进。
- 空间平滑可能是有益的，尤其是对于可视化，但是一些量化方法可能会提供它们自己的自适应空间平滑，如果数据要用于进一步的分析，比如组分析，这种自适应空间平滑可能是更好的。

拓展阅读

- Chappell M and Jenkinson M（2017）. Introduction to Neuroimaging Analysis（Oxford Neuroimaging primers）. Oxford University Press.
  - 本书提供了关于本章讨论的预处理方法的动机和常用方法的更多细节。
- Shirzadi Z，Crane DE，Robertson AD，Maralani PJ，Aviv RI，Chappell MA，et al.（2015）. Automated removal of spurious intermediate cerebral blood flow volumes improves image quality among older patients：A clinical arterial spin labeling investigation. Journal of Magnetic Resonance Imaging，42（5），1377-1385.
  - 这是头动校正与自动过程相结合的一个例子，用以拒绝 ASL 时间序列中的一些单个图像，以实现更清晰的灌注图像。
- Madai VI，Martin SZ，Samson Himmelstjerna FC，Herzig CX，Mutke MA，& Wood CN，et al.（2016）. Correction for susceptibility distortions increases the performance of arterial spin labeling in patients with cerebrovascular disease. *Journal of Neuroimaging*，26（4），436-444.
  - 这是一个在基于 ASL 的研究中评估磁化率失真校正的例子。
- Chappell MA，Groves AR，Macintosh BJ，Donahue MJ，Jezzard P，& Woolrich MW（2011）. Partial volume correction of multiple inversion time arterial spin labeling MRI data. *Magnetic Resonance in Medicine*，65（4），1173-1183.
  - 在这篇文章中，作者使用了一种"去模糊"的方法来纠正 GRASE ASL 数据的图像层间模糊。

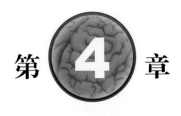

第 **4** 章

动力学建模

　　我们可以使用示踪动力学的方法来描述在 ASL 实验中测得的标记-对照信号差值，在该方法中，我们可以将标记血液中的水视为示踪剂，其具有反转磁化强度的氢核浓度（见第 2 章）可以产生可测量的信号。示踪动力学模型可以帮助我们建立在给定 PLD 时测得的信号与输送的标记血液中水量的关系。正如在第 1 章中所示，建立动力学模型的最终目的是得到一个公式，只要我们测得用作校准的动脉血的磁化强度，该公式就能把测得的信号值转换为绝对灌注值［以 ml/（100 g·min）为单位］——这部分我们会在第 5 章中讨论。在本章中，我们将构建一个以标记血液中的水作为示踪剂的简单模型，以便您理解该公式所用的假设，进而可以了解它的局限性。然后，我们将探讨该模型的几种扩展和变形，用于校正各种伪影，或者用于获取其他血流动力学信息，例如使用多 PLD ASL 测量 ATT。

　　血液中的水在颈部被标记，并通过血管运送到组织。一旦到达体素，它会在那里停留一段时间。这个时间长度取决于标记的水离开该体素或由于 T_1 弛豫引起的标记衰减所需要的时间。该动力学模型的基本组成部分是关于示踪剂输送和示踪剂移除的描述。在示踪动力学中，它们通常被称为动脉输入函数和残留函数。

　　动脉输入函数（arterial input function，AIF）描述了将标记血液中的水输送到被成像的脑区的时间过程。它能帮助我们理解生成的示踪剂剂量的"形状"。例如，我们可以用它来计算标记的时长，从而计算出所生成的标记血液中水的总量，以及这些标记的血液到达组织所花费的时间。

　　残留函数（residue function）则描述了在某个时间点到达体素的标记

血液中的水在一段时间后仍留在该体素的比例。这意味着残留函数的值在零时刻必须为一，因为此时标记刚到达还没有时间流出。残留函数的值不会增大，因为那意味着有新的水在该体素内被标记。由于磁化强度会衰减，标记的水一旦到达，其信号就会随着时间的推移而衰减，因此残余函数的值会随着时间的推移而减小。

从概念上讲，我们可以将标记血液中的水（即动脉输入函数）分解为若干部分，它们依次到达测量点。残留函数会告诉我们每个部分如何变化，以及一段时间后还会剩下多少。如果想知道该体素中有多少标记的水，以及可测得的信号，我们可以将动脉输入函数与残留函数结合起来，对标记血液中所有输送到的"那部分"水求和。该过程在图 4.1 中显示。我们最终需要考虑的就是标记血液中的水输送到该体素的速度，即灌注率。由于 AIF 描述了血液中示踪剂的浓度，因此灌注值即是我们在该体素中测量的 ASL 信号最终表达式中的一个乘数。用数学语言来描述，即先求这两个函数的卷积，然后与灌注值相乘，如框 4.1 中所述。

框 4.1　通用示踪动力学模型

某区域中造影剂的浓度 $C(t)$ 与输送速率（即灌注值 f）的关系可以用以下经典示踪动力学模型公式来表示：

$$C(t) = f \cdot a(t) \otimes r(t) = f \int_0^t a(\xi) r(t-\xi) d\xi$$

其中

$a(t)$ 即动脉输入函数，

$r(t)$ 即残留函数，并且

⊗ 表示卷积，其定义由等式右侧的积分表示，其中 ξ 是"虚拟"变量。

根据残留函数的定义，对任何正时间增量 δt，有 $r(0)=1$ 以及 $r(t+\delta t) \leqslant r(t)$。这告诉我们描述示踪剂变化的残留函数需要满足以下条件：尽管更多的示踪剂可以由 $a(t)$ 提供，但是到达的示踪剂量的初始值就已经是最大值（从到达时算起的零时刻），随后只能保持该水平或者减少（因为离开该区域或衰减），而不能增加。

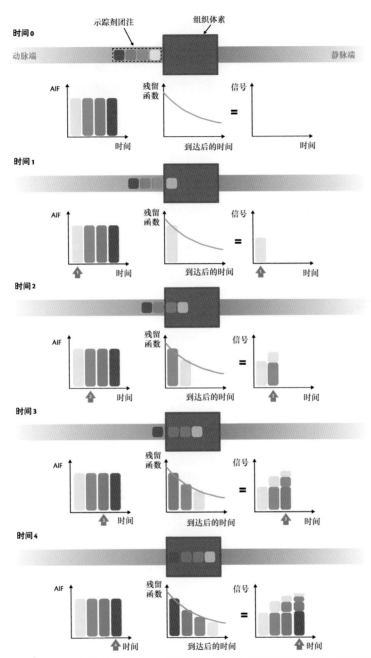

图 4.1 示踪剂动力学模型中的卷积过程图解。随着时间的推移，更多的示踪剂（在 ASL 实验中即标记血液中的水）到达感兴趣区域（红框表示组织中的一个体素）；这个输送过程由动脉输入函数（AIF）表示。示踪剂在组织中停留的时间越长，其衰减越大（类似 ASL 中标记强度的 T_1 衰减），这可由残留函数表示。测得的信号是所有示踪剂的信号总和，无论它们输送到时处于何种衰减状态。因此，总信号会随着时间的推移而增加，而先到达的示踪剂留在组织体素里的时间越长，其对总信号的贡献就越小

4.1 简化的 ASL 动力学模型

我们先来看第 1 章中出现的那个最简单模型，这里我们会详细地考察该动力学模型的形成，以及如何将其应用于 pcASL 和 pASL。

4.1.1 动脉输入函数（AIF）

ASL 造影是通过射频脉冲反转实现的：在脉冲标记方法中，射频脉冲短暂地作用于标记区；在（伪）连续标记方法中，射频脉冲作用于一段时间内流过某一标记平面的血液。在理想情况下，这两种方法都可以生成矩形形状的标记血。在标记处，该函数的形状是方形（顶帽形），如第 2.1 节所述，其时间长度在 pcASL 中由标记时间决定，在 pASL 中由标记区域的大小以及其中的血流速度决定。

同时，标记以由 T_1 值确定的速率衰减。该衰减效应在两种标记方法中有所不同：在 pASL 中，我们同时标记了一个区域内的所有血液——而标记的尾端需要更长的时间才能到达体素，因此，和标记的前缘相比，其在到达时会衰减得更厉害；在 pcASL 中，我们在血液穿过标记平面时标记，因此从磁化矢量反转到血液到达体素之间的时间是固定的，整个标记具有相同程度的衰减。图 4.2（a）描绘了 pASL 和 pcASL 的动脉输入函数，其中使用了共识文章中推荐的标记参数（pASL 使用了 QUIPSS II 序列以界定标记的持续时间），其数学表达式在框 4.2 中给出。请注意，pASL 信号函数曲线下的面积小于 pcASL，这是由于它可用的标记时间更短，以及 T_1 衰减造成的信号强度降低。这很重要，因为该面积代表了在给定的灌注率下可获得的到达该体素的标记总量。这两个 AIF 之间的差异是使用（p）cASL 标记方法的主要动机之一，因为其标记时间可以更长而 T_1 衰减不那么严重，因此可以输送更多标记的水，并获得更强的信号。

4.1.2 残留函数

由于 ASL 标记的是血液中的水，因此残留函数必须要能描述水到达体素后的变化。我们假设标记已经到达体素中的毛细血管网——即它已位于"组织"中。根据定义，残留函数要能描述标记的水在到达后，经过一段时间还有多少剩余。标记的水可能通过两种途径"离开"：流经毛细血管到达静脉端，或者通过磁化强度衰减。在该简化模型中，我们假设标记并没有真地离开体素，而只是简单地"留在原地衰减"。这是基于以下的推论：在大部分的标记信号因 T_1 衰减而消失之前，标记的水并没有足够的时间通过毛细血管网并离开该体素。该残留函数如图 4.2（b）所示：即一个以 T_1 为衰减常数的简单的指数衰减函数，这里使用了共识文章建议的血液在 3T 的 T_1 值。此函数的公式在框 4.2 中给出。

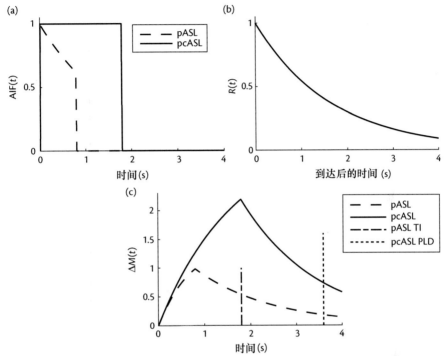

图 4.2（**a**）pcASL 和 pASL 的动脉输入函数的时间序列图，使用共识文章中推荐的参数（pcASL 和 pASL 的标记持续时间分别为 1.8 s 和 0.8 s），并且假设弛豫时间常数为 1.65 s。（**b**）残留函数的时间序列图，显示标记血液中的水分子到达体素后以 1.65 s 的 T_1 弛豫时间常数衰减。（**c**）标记血液中的水分子在体素中的动力学模型的时间序列图，使用了 pcASL 和 pASL 的简化模型以及共识文章中推荐的参数，并标注了测量时的 PLD 或 TI 推荐值

框 4.2　　ASL 简化动力学模型公式

动脉输入函数

　　AIF 的数学表达式如下：

$$a(t) = \begin{cases} 0 & t < 0 \\ 2M_{0a}e^{-t/T_{1b}} & （\text{pASL}） & 0 \leqslant t < \tau \\ 2M_{0a} & （\text{pcASL}） \\ 0 & t \geqslant \tau \end{cases}$$

其中

M_{0a} 是标记区域的动脉血的磁化矢量，

T_{1b} 是动脉血的 T_1 值，

τ 是标记持续时间。

请注意此处动脉血的磁化矢量为该函数的幅值。它代表我们可用作标记的总磁化矢量。同时也请注意其中的常数 2，这是因为我们使用了磁化反转，它反转了磁化矢量的方向，即氢质子的磁化矢量从 M_{0a} 变为了 $-M_{0a}$，它们的差值为 $2M_{0a}$。因为我们要计算的是标记−对照信号差（总是对照减去标记），所以不用担心这里的符号变化，只需要记住 AIF 的幅值为 $2M_{0a}$。该函数的图形如图 4.2（a）中所示，其中 $M_{0a} = 1$。

残留函数

残留函数的数学表达式如下：

$$R(t) = e^{-t/T_1}$$

其中 T_1 是标记的水分子在体素中的 T_1 值。请注意该残留函数是体素中组织的属性，因此与我们如何标记无关。

动力学模型

pcASL 中标记和对照状态下的磁化矢量差值的模型如下所示（通过卷积）：

$$
\begin{aligned}
\Delta M(t) &= 0 & t < 0 \\
&\quad 2M_{0a}fT_{1b}\left(1 - e^{-t/T_{1b}}\right) & 0 \leq t < \tau \\
&\quad 2M_{0a}fT_{1b}e^{-t/T_{1b}}\left(e^{\tau/T_{1b}} - 1\right) & \tau \leq t
\end{aligned}
$$

同理，pASL 的模型如下：

$$
\begin{aligned}
\Delta M(t) &= 0 & t < 0 \\
&\quad 2M_{0a}fe^{-t/T_{1b}}t & 0 \leq t < \tau \\
&\quad 2M_{0a}fe^{-t/T_{1b}}\tau & \tau \leq t
\end{aligned}
$$

它们的图形如图 4.2（c）中所示，其中 $M_{0a} \cdot f = 1$。

4.1.3　动力学模型

最终的动力学模型是通过执行两个函数的卷积生成的。这两个函数以及它们的卷积结果在框 4.2 中给出。该模型给出了标记–对照差值图像中信号在任意时刻的数学描述，从而使我们能够建立测量信号与灌注值的联系。pASL 和 pcASL 信号的时间序列示例如图 4.2（c）所示，两者都使用了共识文章中推荐的参数和相同的灌注值。这两种标记方案推荐的 PLD 或 TI 如图中所示——其中 pASL 的值比 pcASL 短，这是因为 pASL 可以通过对颈部区域进行标记来实现较短的标记持续时间（参阅第 2.1 节）。这在某种程度上弥补了 pASL 所能达到的标记总"浓度"偏低的问题。推荐的 PLD 或 TI 相对于最大信号强度来说靠后，这看似有些奇怪；这与标记血液中的水到达体素所需的时间变化有关，我们会在介绍了扩展模型后的框 4.4 中考察。

4.2　标准模型

简化的 ASL 动力学模型可用于 ASL 数据的灌注量化，它也是共识文章中推荐的单 PLD 数据的解决方案。然而，在 ASL 动力学的文献中，更常见的是"标准"模型。

4.2.1　动脉输入函数

标准模型使用与简单模型中相同的关于动脉输入函数的假设。然而，由于标记位于成像区域的远端，标记血到达成像体素会有一个延迟，这取决于它通过血管的路径长度和血管中的血流速度。由于 AIF 描述的是实际到达体素的标记血，因此它将是标记区域的标记函数的时移版本，其时移等于动脉通过时间（ATT），有时被称为动脉到达时间或团注到达时间。这将相应地影响到观测时标记血液中水分子的衰减程度。对于 pcASL，血液在通过标记平面时被标记，所有的血液需要相同的时间到达体素，因此将经历相同的 T_1 衰减，这与该体素的 ATT 相关。对于 pASL，标记也会在运输过程中衰减，但是，正如在简单模型中描述的，标记的尾端会衰减得更多，因为它需要更长的时间才能到达。这些效应在图 4.3 中给出，其中标示了一系列不同的 ATT；包含 ATT 的改进的 AIF 在框 4.3 中给出。

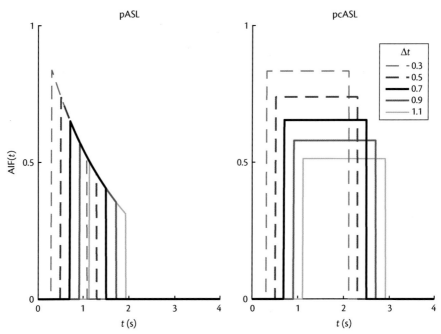

图 4.3　pcASL 和 pASL 中动脉通过时间（ATT）对动脉输入函数的影响

框 4.3　ASL 标准动力学模型公式

动脉输入函数

包含 ATT、Δt 的 AIF 如下：

$$a(t) = \begin{cases} 0 & t < \Delta t \\ 2M_{0a}e^{-(t-\Delta t)/T_{1b}} & (\text{pASL}) \quad \Delta t \leqslant t < \tau + \Delta t \\ 2M_{0a}e^{-\Delta t/T_{1b}} & (\text{pcASL}) \\ 0 & \tau + \Delta t \leqslant t \end{cases}$$

其图形如图 4.3 中所示，其中 $M_{0a} = 1$。

残留函数

残留函数表达为两个因子的乘积：

$$R(t) = r(t)\,m(t)$$

其中

$r(t) = e^{-t\cdot f/\lambda}$ 描述了基于分配系数 λ 的流出效应，以及

$m(t) = e^{-t/T_1}$ 描述了体素中的磁化矢量随组织 T_1 的衰减。

它和简化模型相比唯一的区别是 $r(t)$ 项：给定一个"正常"的灌注值（灰质中）$60 \text{ ml}/(100 \text{ g} \cdot \text{min})$（即 0.01 s^{-1}）和 0.9 的 λ，该衰减具有百秒级别的时间常数，比通常位于几秒级别的 T_1 衰减慢。

动力学模型

pcASL 中标记和对照状态下的磁化矢量差值的公式如下所示（通过卷积）：

$$\Delta M(t) = \begin{cases} 0 & t < \Delta t \\ 2M_{0a}fT_{1\text{app}}e^{-\Delta t/T_{1b}}(1-e^{-(t-\Delta t)/T_{1\text{app}}}) & \Delta t \leq t < \Delta t + \tau \\ 2M_{0a}fT_{1\text{app}}e^{-\Delta t/T_{1b}}e^{-(t-\Delta t-\tau)/T_{1\text{app}}}(1-e^{-\tau/T_{1\text{app}}}) & \Delta t + \tau \leq t \end{cases}$$

其中，$1/T_{1\text{app}} = 1/T_1 + f/\lambda$。

同理，pASL 的公式如下：

$$\Delta M(t) = 0 \qquad\qquad\qquad t < \Delta t$$
$$2M_{0a}fT_{1r}e^{-t/T_{1\text{app}}}(e^{t/T_{1r}}-e^{\Delta t/T_{1r}}) \qquad \Delta t \leq t < \Delta t + \tau$$
$$2M_{0a}fT_{1r}e^{-t/T_{1\text{app}}}(e^{(\Delta t+\tau)/T_{1r}}-e^{\Delta t/T_{1r}}) \qquad \Delta t + \tau \leq t$$

其中 $1/T_{1r} = 1/T_{1\text{app}} - 1/T_{1b}$。

它们的图形如图 4.4 中所示，其中 $M_{0a} \cdot f = 1$。

4.2.2　残留函数

在残留函数中，我们可以更精确地描述一下当标记到达体素时的情况。我们现在将分别描述标记"离开"的两个过程，它们的数学表达式也在框 4.3 中给出。

在第一个过程中，标记通过静脉侧的毛细血管网离开体素：标准模型中的关键假设是水可以自由扩散通过毛细血管壁。因此，标记的水分子可以在毛细血管的血液和周围组织之间迅速交换，在细胞外的血管外空间和细胞内都能出现。这便是"充分混合"假设，即我们假设标记在毛细血管内的血液和组织中的浓度可以迅速达到平衡，体素内的水可以被视为充分混合的水。这意味着在毛细血管网静脉端的标记浓度等于分布在整个体素内的标记浓度。在静脉端的标记清除率等于输送速率，即灌注值。更进一步的细化可以考虑血液中水的浓度与组织中水的浓度不同——这与两者之间的分配系数有关（在第 5 章中详细讨论）。

第二个过程是标记到达体素后的 T_1 弛豫。由于组织的体积远远超过了毛细血管的体积，因此可以合理地假设大部分被标记的水分子位于组织内，随着组织的 T_1 值衰减，这比我们用于 AIF 的血液的 T_1 值要短。

在实践中，标准模型中的静脉流出量并不明显，因此该模型实际上就像简化模型一样，假设所有的标记都到达并停留在组织内，随 T_1 衰减。

4.2.3 动力学模型

图 4.4 给出了 pASL 和 pcASL 动力学模型的时间序列的示例，其中作为关键参数的 ATT、标记持续时间和组织 T_1 有变化，但灌注值保持不变。该模型的公式在框 4.3 中给出。请注意，在推荐的 PLD（或 TI），这两种方法对 ATT 相对不敏感，只要 ATT 不过长，而这取决于采集参数的选择。对标记持续时间的敏感性意味着实际的标记持续时间已知对于灌注

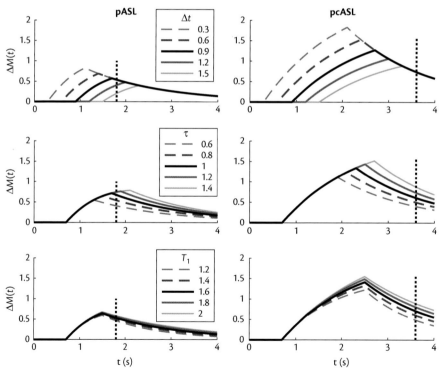

图 4.4 在 pcASL 和 pASL 中，因 ATT、T_1 和团注持续时间的变化而导致的一个体素内 ASL 信号的变化。其中标示了共识文章中为 pcASL 和 pASL 推荐的测量时间参数（PLD 或 TI）。除非特别说明，图中使用的 ATT 或者为 0.7 s，而在实践中，这些值在 pcASL 中通常比在 pASL 中的要长

的量化很重要。这两种方法都对 T_1 相对不敏感（与在体内可能遇到的值相比，此处已经采用了一个相对较大的范围用于效果显示）。至此，我们已经有了一个描述 ASL 示踪剂的通用动力学模型，现在可以用它来帮助我们选择一个好的 PLD 用于图像采集，如框 4.4 中所示。

框 4.4　选择一个对 ATT 不敏感的 PLD

正如第 1 章和第 2 章中所述，对 ATT 的敏感性是在使用单 PLD ASL 准确测量灌注值过程中的一个重要而容易混淆的因素。共识文章中推荐的方法是在灌注信号动力学曲线的下降部分选取一个 PLD，使得信号对 ATT 基本不敏感。该文件中关于 pASL 的 TI 选择遵循相似的逻辑。这些推荐的测量时间如图 4.4 所示，其说明了对一定范围内的 ATT 值，测量可以对 ATT 基本不敏感，但这也是有限度的。对于 pcASL 来说，当 ATT 超过 PLD 时就会产生误差，就共识文章中推荐的参数而言，即 ATT 超过 1.8 s。对大多数受试者来说，推荐的参数都是安全可行的，但是在老年受试者中，特别是在有诸如血管狭窄-阻塞类疾病的情况下，这些参数可能会有问题，这是因为血流速度下降会导致 ATT 延长。例如，共识文章中建议对老年受试者使用的 PLD 为 2 s。

如果有多 PLD（或多 TI）的数据，我们就可以使用这个模型（甚至是第 4.1 节中的简化模型）和将在第 4.7 节中讨论的方法来估计灌注值和 ATT——示例在示例框 4.1 中给出。

示例框 4.1　多 PLD pcASL

关于在第 1 章中谈到的受试者，我们也有一组多 PLD 的 pcASL 数据，这里使用模型拟合进行分析。这组数据的参数与第 1 章中的数据集相同，除了标记持续时间较短，为 1.4 s，以及使用了 6 个不同的 PLD：0.25、0.5、0.75、1.0、1.25、1.5 s，每个 PLD 重复 8 次。每个 PLD 的差异像（重复测量取平均后）如图 4.5 中所示。请注意体素内的信号强度值通常开始时较高，在后续的 PLD 时减小，这是因为我们主要在动力学曲线的尾部采样，但在脑后部，因为标记血液中的水在最短的 PLD 时尚未到达，因此信号只在后续的 PLD 时出现。

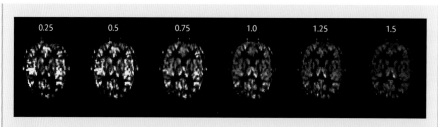

图 4.5　对每个 PLD 重复测量取平均后，不同 PLD（单位：秒）时的标记-对照差异像

　　图 4.6 显示了该多 PLD 数据的灌注图的中间层，以及相应的单 PLD 数据的灌注图。总而言之，两者的空间分布非常相似，尽管由单 PLD 数据估测的灌注值略高，这是因为在框 1.3 中给出的对单 PLD 数据的量化方法中隐含着 ATT 为零的假设。这里也显示了由多 PLD 数据估测的 ATT 图，它比灌注图噪声大，特别是在低灌注区域（即白质）。在脑后部的 ATT 延时更长，这相当典型，并与图 4.5 中显示的标记血液较晚到达的情况吻合。

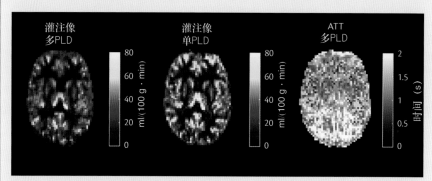

图 4.6　多 PLD pcASL 数据（左侧）灌注图的中间层，同一受试者的单 PLD 数据（中间）的灌注图，以及多 PLD 数据的 ATT 图（右侧）

　　您可以在相关网站（www.neuroimagingprimers.org）上找到这个例子使用的数据，以及关于如何计算灌注值和 ATT 图的说明。

4.3　信号组成：动脉信号污染

　　至此，我们假设在 ASL 差异像中观察到的信号仅仅来自于输送到组织的被标记的血液中的水分子。由于血液需要一定的时间通过血管到达组织，所以我们也可能观察到在该过程中仍处于动脉中的标记血液的水分子信号，如在第 2.7 节中所见。根据第 1 章中的定义，这个信号并不能反映灌注值，因为产生该信号的血液中的水将通过动脉输送到下游组织。共识文章中推荐的 PLD 值正是通过给标记的血液足够的时间流经动脉到达组织，来减少这种影响。另外，血流抑制技术（见第 2.7 节）根据氢核在血液中的速度来抑制它们的信号贡献，以消除这个信号。

当有多 PLD 数据时，另一种解决方法是将这种效应作为一个单独的分量包含在模型中——即动脉信号分量（arterial signal component），有时也称为大血管信号分量，因为它被认为是来自于血管系统中较大的血管，但也可能包括一些较小的血管（见框 4.7）。

4.3.1 动脉信号分量

我们可以使用动脉输入函数对标准模型的动脉信号进行建模（见框 4.5），这是因为我们观测动脉信号时，观测到的是动脉内标记血液中的水分子在通过动脉到达其他组织的途中信号。该信号的大小与动脉血的磁化矢量强度——即示踪剂的浓度，以及体素内包含的动脉血量有关。因此，动脉分量会产生一个新的参数，即脑动脉血容量（arterial cerebral blood volume，aCBV）。这不应该与其他灌注成像方法提供的血容量指标相混淆，它们表示的是体素内的总血量，因为对于动脉分量来说，它仅仅指动脉血的那部分；相关的更多信息，请见框 4.6。

框 4.5 动脉分量模型

描述动脉分量的公式与描述 AIF 的公式非常相似，因为就其本质来说，它就是观测到的动脉输入信号，只不过是在到达组织前的动脉中。

$$A(t) = \begin{cases} 0 & t < \Delta t_a \\ 2M_{0a} \cdot aCBV \cdot e^{-(t-\Delta t)/T_{1b}} & (\text{pASL}) & \Delta t_a \leqslant t < \tau + \Delta t_a \\ 2M_{0a} \cdot aCBV \cdot e^{-\Delta t/T_{1b}} & (\text{pcASL}) \\ 0 & \tau + \Delta t_a \leqslant t \end{cases}$$

其中

aCBV 为脑动脉血容量，

Δt_a 是标记血液中的水分子最先到达该体素内动脉的时间，有时被称为团注到达时间（bolus arrival time，BAT），尽管在一些早期的文献中该术语也被用来描述最早到达组织所需的时间（即，ATT）。

严格来说，这个模型仅在标记血液以足够快的速度通过体素的前提下才有效，即它停留在该体素中的时间不长，水分子在动脉血液和周围组织之间的交换可以忽略不计。一般对于较大的动脉来说该前提可以满足，比如直径为 5 mm 级别的动脉，其流速为 10 cm/s 级别。

框 4.6   ASL 可以测量脑血容量吗？

如第 1 章所述，ASL 测量脑灌注的方式与其他 MR 灌注成像方式不同。如果您熟悉其他的灌注成像方法，如基于动态磁敏感对比（dynamic susceptibility contrast，DSC）的灌注加权 MRI，您可能会想知道是否能用 ASL 测量类似的参数，比如脑血容量。尽管 ASL 是一种基于示踪剂的成像方法，但它实际上使用水分子作为示踪剂，这意味着我们不一定能得到相同的血流动力学参数。例如，在 DSC MRI 中，含钆的示踪剂停留在脑血管内（除非有某些病变），因此可能从该数据推测出任何给定体素内的血容量。由于大部分 ASL 示踪剂都会离开血管，因此不可能测量到该体素内包含所有血管分支的经典的血容量参数。这意味着 ASL 不能测量"平均通过时间"，这是其他灌注成像方法中常用的一个指标，即示踪剂通过某体素内血管的平均时间。也不应该把它与 ATT 混淆，ATT 指的是血液通过动脉血管到达该体素前所用的时间。正如我们所见，大血管信号来源于仍在动脉内的经过 ASL 标记的血液中的水，因此我们可以从 ASL 得到动脉血容量，但这仅限于大动脉。

对该信号分量的估计可以通过对多 PLD 数据使用模型拟合来实现（见第 4.7 节），如图 4.7 所示，并在示例框 4.2 中探讨。包含有和无血流抑制的混合采集序列有助于提取动脉信号和 AIF 信息，请见框 4.13。

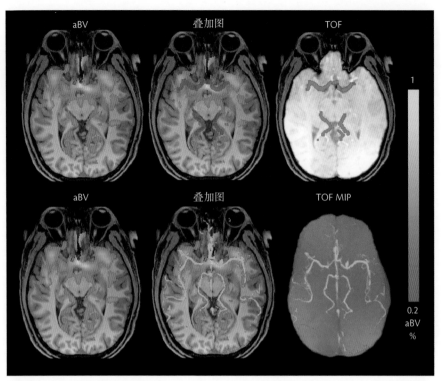

图 4.7　从 ASL 数据（该例中由一个多 TI pASL 变体序列采集）估测 aCBV 的例子，叠加显示在左侧和中间的结构像上，来自同一受试者的血管造影像［上行是来自同一成像层的飞行时间像（TOF），下行是全脑的最大强度投影像（MIP）］在右侧的图像中显示主要大动脉的位置，并叠加显示在中间的图像中。主要的血管结构在 ASL 图像和更常用的血管造影像中都可见，这提供了可以从 ASL 数据中提取动脉信号的证据

(Reproduced with permission from Chappell，M. A.，MacIntosh，B. J.，Donahue，M. J.，Günther，M.，Jezzard，P.，& Woolrich，M. W.，"Separation of macrovascular signal in multi-inversion time arterial spin labelling MRI"，Magnetic Resonance in Medicine，Volume 63，Issue 5，pp. 1357-1365，DOI: 10.1002/mrm.22320，Copyright © 2010 Wiley-Liss，Inc.)

示例框 4.2　**多 PLD pcASL 中的大血管信号污染**

　　图 4.8 显示了图 4.6 中的多 PLD pcASL 数据，此处使用额外的动脉分量进行分析。图中显示的三层图像比示例框 4.1 中所示的层面位置更低。这是大多数动脉信号污染出现的地方，其有两个原因：第一，较大的动脉出现在脑的底部；第二，2D 读出意味着更高层面的图像 PLD 更长，因此不太可能被动脉信号污染。aCBV 图显示了一些常见血管结构的迹象，如最低几层的 Willis 环（上行），以及大脑后动脉（中行）和大脑中动脉的分支（下行）

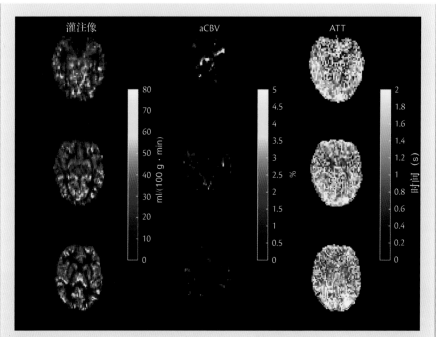

图 4.8   使用组织和动脉分量分析多 PLD pcASL 数据中的三层图像，得到的灌注图（左）、脑动脉血容量（aCBV）图（中）和 ATT 图（右）。图中显示的三层图像比图 4.6 中所示的层面位置更低

您可以在相关网站（www.neuroimagingprimers.org）上找到这个例子使用的数据，以及关于如何计算灌注值、aCBV 和 ATT 图的说明

4.3.2   其他信号分量

那些仍在主要动脉中的标记血液中的水分子，是 ASL 图像中无法用组织模型来解释的信号的主要来源，尽管我们也不太清楚应该怎样处理介于动脉和毛细血管之间的那些血管，请见框 4.7。在正常的生理条件下，在静脉血管中的标记血液对信号的贡献很可能极小，无法被观察到。标准模型假设有一些标记从充分混合的组织部分通过静脉流出。然而，该贡献非常小——对灌注量为 60 ml/（100 g·min）（0.01 s^{-1}）的 ASL 差异信号来说，仅为 1%。在实践中，除非标记的水分子通过了毛细血管网（标准模型中在充分混合的假设下使用的通过时间为 0），否则不会有静脉信号被观测到，因此在该传输过程中灌注信号会因 T_1 衰减而进一步减弱。唯一例外的情况是在病变中，例如血液直接从动脉流到静脉的动静脉畸形。

> **框 4.7**　来自血管其他部分的 ASL 信号
>
> 目前，为了建模我们考虑了两个极端情况：
>
> 微血管（组织），此处标记由于快速交换而迅速积累，以及
>
> 大血管（动脉），此处标记快速通过而交换可以忽略不计。
>
> 较小的动脉和小动脉都有可能产生信号，虽然其中标记水分子的交换与毛细血管网相比可能很小，但此处流速慢，血液在该体素内会停留一定时间。在这种情况下，难以可靠地把它和组织信号区分开来，而且这样做可能也没什么好处，因为这些地方离"组织"足够近，可以合理地视作灌注信号的一部分。然而请注意，我们也可以通过动脉输入函数与一个矩形残留函数的卷积来对该效应进行建模，该矩形残留函数的宽度为"前毛细血管"停留时间。

4.4　动脉输入函数：对色散的建模

标准模型中采用的动脉输入函数的形式反映了标记的生成方式。大体上来说，可以合理地假设一个界限明确的标记血团在反转区内生成，对于 pcASL 来说尤其如此，其中血液在通过标记平面时被标记。然而，标记的血液接着必须通过血管系统到达脑部。血液流过逐渐变窄的血管和各级血管分支结构的过程，以及血流脉动的影响，都会将理想的 AIF 形状变得平滑，这一过程统称为色散。

有许多参数化的模型可以用来描述这个过程，其中最简单也是数据分析中最成功的模型是血管输送函数（vascular transport function，VTF）或色散核；请见框 4.8。VTF 是一个用来描述色散严重程度的函数。VTF 描述了一个单位的示踪剂在沿血管系统传输的过程中如何"扩散"，因此，一个较宽的 VTF 意味着更大的色散。总而言之，色散的效果是使 AIF 的边缘变得"圆滑"，如图 4.9 中所示，其中给出了两个常用的 VTF 在一系列不同色散程度下的效果。当使用 ASL 数据通常的采样率和信噪比时，很难在实际应用中区分这些不同的模型，即便是专门观测动脉信号时也是如此。因此，尽管色散会对灌注值的估计产生影响，但在实际应用中，具体选择哪个模型来描述色散往往并不重要。然而，模型的选择会影响到 ATT 的值，以及对该参数的解释，如框 4.9 中所述。

框 4.8   血管输送函数的色散模型

在血管输送函数模型中，色散的 AIF 为

$$d'(t) = a(t) \otimes VTF(t)$$

其中

$d'(t)$ 是色散的 AIF，

$VTF(t)$ 是血管输送函数。

VTF 曲线下的面积必须是一致的，因为色散既不破坏也不产生标记。

两个常用的 VTF 分别为高斯函数和伽马函数，它们各自基于与其同名的概率分布。高斯 VTF 只有一个色散参数 σ，而伽马 VTF 有 2 个自由度，其中一个版本用 2 个参数来表示：p，即"峰值时间"，以及 s，即"锐度"。在图 4.9 中显示的是 σ 和 s 的变化。请注意，因为高斯函数关于 0 对称，所以它会使 AIF 在时间轴的两个方向上延伸。在极端情况下，这会造成标记在生成前就已经到达的情况。

一些替代模型也已被提出，包括伽马变分函数，它已被用作其他灌注测量方法中的 AIF。然而，该模型与在 ASL 中生成的理想化的矩形标记团注并不相符。还有一些衍生的模型，旨在更明确地对动脉中的血流流型和物质运输过程的影响建模。总而言之，这些模型在数据分析中的作用往往较小。

框 4.9   有色散时，动脉的传输时间是多少?

对于非色散的 AIF，ATT 的概念是相当明朗的——它与因标记的血液首次到达体素而产生的 AIF 的急剧上升有关。这对应于由动力学曲线描述的 ASL 信号开始上升的点。当色散存在时，我们可以采用类似的定义，但对 ATT 的解释，特别是在比较有和没有色散校正的分析时可能会更为复杂。有了色散，标记血液中的水初次到达体素的时间可能更难以察觉，因为标记团注的前缘在流动过程中已经变得模糊。这在图 4.9 中的高斯 VTF 模型中是极其明显的：很难定义曲线开始上升的地方（在某些情况下，该点显然是在 $t < 0$ 时，即在标记生成之前）。然而，在该模型下，在相同的 ATT 处信号只能达到非色散模型下最大信号的 50%。在图 4.9 中，使用伽马 VTF 模型的效果既有相似

又有不同：色散同样模糊了最初到达的团注，使上升更缓慢，但到达最大信号一定比例的时间出现得更晚，并且存在更多的色散。这些影响最终表现在体素内组织的信号动态曲线上，使其初始上升部分比在标准模型中更缓慢。

通常情况下，尽管 ASL 数据中标记血液的团注有一定的色散，我们仍然使用标准模型来分析数据——即不考虑色散。由于标准模型没有考虑到由色散引起的初始缓慢上升，所以 ATT 很可能会比标记血液初次到达体素的时间要晚，与相当大一部分标记到达的时间点相关，使其对色散程度多少有些敏感。因此，ATT 仍然可以用来衡量血液通过血管到达脑部某区域的传输时间，但这不是"首次"到达，它可能部分地反映了血液在途中发生的其他引起色散的过程。因此，在患者中 ATT 可能不再仅仅是由于血流变慢而导致的，也可能是因为色散过程（较慢的血流更可能会导致更多的色散）。最后，鉴于色散模型各不相同，某一个色散模型估计的 ATT 既不会与标准模型估计的 ATT 相同，也不会与另一个色散模型估计的 ATT 相同。

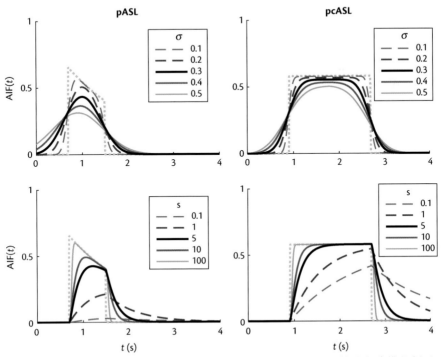

图 4.9 使用血管输送函数对 pcASL 和 pASL 动脉输入函数的色散效应建模的例子，其中使用了高斯 VTF（上）和伽马 VTF（下）

4.5   残留函数：对限制性交换的建模

标准模型的一个假设是，标记血液的水分子到达一个充分混合的空间。这意味着，一旦标记到达体素，它就会立即从血管中交换出来，并在该空间中均匀分布。实际上，血液到达体素时先到达的是毛细血管，甚至是小动脉。在血液传输的过程中，被标记的水分子有很多机会可以从血管中交换出来，但这并不是瞬间就能完成的，而是随着血液在体素中的流动逐渐进行的，这也取决于血液和组织之间水分子交换的速率。我们有理由相信，标记在血液和血管外空间之间很容易进行交换，因为水可以相当自由地穿过细胞膜。但是，在标记进入组织并随组织中的 T_1 衰减之前可能会有一些延迟，在此期间，标记会随血液的 T_1 衰减。那些影响物质通过血脑屏障传输的疾病也会影响水的渗透率，因此，它们可能会改变残留函数的形状。但在实践中，水分子限制性交换的影响小，这主要是因为水分子固有的高渗透率，但也同时因为毛细血管内血液的 T_1（短于动脉血，但长于组织）和血管外"组织"的 T_1 之间差异小。使用 ASL 来测量渗透率的可能性在框 4.10 中讨论。

框 4.10　使用 ASL 测量渗透率

在 ASL 中，测量水分子渗透率和交换的变化以及对其加以利用的工作，往往集中于那些可以放大血液中和组织中标记差异的方法。通常来说，这些方法要么使用血流破碎梯度脉冲来区分标记的水分子是在组织中静止不动的（即，已输送的）还是在毛细血管中（缓慢）移动的，要么通过改变回波时间得到不同的 T_2 加权，以检测水是否在不同的环境中（血管内与血管外），因为在不同的环境中水分子的 T_2 不同。目前，这些方法更多地是用作研究工具，尚未得到广泛应用。

4.6   加速的衰减：对低翻转角读出的建模

如第 2.3 节所述，多 PLD ASL 数据的方法之一是使用 Look-Locker 读出。使用小的翻转角可以保留一个 PLD 时的部分信号，用于在下一个 PLD 时测量。这样做的结果是在每个读出时信号幅度都会略微减小。从动力学分析的角度考虑，这看起来就像被标记的水分子信号的衰减比 T_1 值显示得要快。我们可以使用经过修正的 T_1 值来建模，请见框 4.11。

框 4.11 用于 Look-Locker 读出的修正后的 T_1 衰减关系

使用 Look-Locker 读出脉冲对 ASL 标记–对照差异信号的影响，可以由一个假设的加速的 T_1 衰减过程来近似，其公式如下：

$$1/T_1' = 1/T_1 - \log(\cos(FA))/\delta PLD$$

其中

T_1' 是修正后的 T_1 值，用于描述该动力学模型中的 T_1 衰减，

FA 是 Look-Locker 脉冲的翻转角，

δPLD 是各个 PLD 间的采样时间间隔。

4.7 灌注量化

建立 ASL 数据动力学模型的目的是为了使我们能够将测量到的信号与灌注值相关联，进行定量测量。迄今，我们建立了一个模型，给定一个灌注值，它可以预测 ASL 差异信号。我们要做的最后一步就是对这个模型进行转换，这样，对于体素中一个给定的差异信号值，我们可以得到一个灌注值。对于单 PLD 数据，该转换步骤可以是简单地对动力学模型的方程进行重排，生成一个可用的新的方程。对于多 PLD 数据，则需要做更多的工作，我们需要能将模型与数据进行最佳拟合的方法。本章中我们将对其中的贝叶斯推理方法做进一步的考量。这种方法对于单和多 PLD 数据都很有效，并且在应用于 ASL 灌注值估计时还有一些其他的优点。

4.7.1 灌注量化公式

第 4.1 节中的简化模型可以转换为共识文章中提供的用于量化单 PLD pcASL 的公式，请见框 1.3。对 pASL 也可以得到一个类似的公式，其中假设标记持续时间已知（由 QUIPSS Ⅱ 脉冲设定），请见框 4.12。应用这些公式的关键点在于，我们需要在动力学信号曲线的尾部采样，此处对 ATT 的敏感度最低；因此，这些公式对适用的 ATT 值有一个限制，超出这个限制，公式就会变得不准确，请见框 4.4。

框 4.12　使用简化模型对 pASL 数据进行灌注量化

该共识文章给出了从 pASL 数据中量化灌注的公式（用 QUIPSS II 来定义标记持续时间）：

$$CBF = \frac{6000\lambda\,(S_{对照} - S_{标记})\,e^{TI/T_1}}{2\alpha \cdot TI_1 \cdot S_{PD}}$$

其中

$S_{对照} - S_{标记}$ 是标记-对照像相减的结果，

S_{PD} 是质子密度加权像的信号大小，

TI 为反转时间，

TI_1 是 QUIPSS II 脉冲施加的时间，由它设定标记持续时间（推荐值为 800 ms）。

其中一些参数推荐的标准值如下：文献中给出动脉血在 3 T 的 T_1 值为 1.65 s，pASL 标记效率 α 的标准值为 0.98，以及一个用于全脑的单一分配系数值 λ 为 0.9。

标准模型可以用类似于简单模型的方式进行转换。严格来说，该标准模型是一个关于灌注值的非线性函数，这是由于灌注值以外流效应的方式出现在残留函数中。然而，灌注值对残留函数的影响相当小，所以作为初步近似，我们假设该项可以使用一个固定的灌注值，比如 0.01 s^{-1}［即 60 ml/（100 g·min）］，而不会引入很大的偏差。由于外流项的存在，还需要指定一个分配系数的值，对脑部（混合了灰质和白质）而言，通常采用 0.9。

4.7.2　模型拟合

在处理多 PLD 数据时，需要进行模型拟合，这是因为我们在动力学曲线上的多点采样，需要通过模型来考量每个测量值所提供的不同的灌注信息。通常情况下，使用多 PLD 数据的作用是在动力学模型中可以考虑到其他参数的变化，例如 ATT 等，最终目的是估计模型中的灌注值和其他参数。在实践中您会发现，分析 ASL 数据的软件要么根本不提供处理多 PLD ASL 的选项，要么已经选择了一个具体的模型拟合方法，尽管在数据有问题时您也许可以调整一些拟合参数。

由于该模型至少对部分参数来说是非线性的，显而易见 ATT 是其中之一，所以需要使用非线性算法。最广泛使用的非线性最小二乘法就是基于高斯-牛顿方法的变体。与线性回归法一样，其思想是将模型拟合与数据之间的平方误差最小化。它假设数据中的噪声是白噪声，这对于大多数 ASL 数据来说是一个合理的近似。由于模型是非线性的，高斯-牛顿方法迭代地进行最小化操作，并根据当前估计值（使用泰勒扩展）的线性近似值来进行下一步参数估计。线性拟合和非线性模型的结合可能会使拟合到最优解的收敛性变得很棘手，大多数的实现方法都包含各种改进，目的是改善其收敛性，并可能提供对参数取值范围加以限制的功能。一种替代模型拟合的方法有时也适用于 ASL 数据，这就是"无模型"的反卷积法，如框 4.13 中所述。

框 4.13　无模型反卷积法

在第 4.1 节中指出，ASL 数据的基本模型涉及两个函数的卷积：动脉输入函数和残留函数。在 ASL 分析中，我们通常对每个函数都采用其参数化的形式，要么使用数据采集中设定的参数，要么使用数据中估计的参数，要么使用文献参考值。这意味着结果可能在一定程度上依赖于对某个人扫描时未包含的部分信息。例如，T_1 在病理组织中的变化可能很大，或者设定的团注持续时间无法实现。因此，最理想的情况是从数据中获得更多的关于个人的具体信息。其中一种方法就是尝试直接估计 AIF。这在其他灌注成像方法中已经很常见，但在 ASL 中运用则需要额外的努力。它需要特地在主要的动脉中测量信号，通常使用血流抑制来隔离"组织"信号，并通过相减来计算出一个体素内的动脉信号。这就是 QUASAR 序列的原理（见框 2.12）。

如果您已经估计出 AIF，就可以用它从组织信号中直接估计出残留函数，并进一步估计灌注值。这个过程通常被称为反卷积，即对模型中出现的卷积的反转。不幸的是，这个过程也是病态的，尽管有各种解决方案在面对 ASL 数据中常见的噪声时也可以估计出残留函数。这对于 ASL 分析来说仍然是一个非常特定的解决方案，因为它需要在获取数据时做出一些特定的选择。然而，它最大的优点在于可以处理色散的影响（见第 4.4 节），因为测量的 AIF 对需要进行反卷积的组织来说是本地的，因此已经包含了色散的影响。

4.7.3 贝叶斯反转法

另一种方法是将模型反转问题作为贝叶斯推理问题来对待。当应用于 ASL 时，其本质是，与其为模型中的每个参数寻求一个单一的估计值，我们寻求的是在给定数据的前提下，一个能描述参数估计值的不确定性的概率分布。我们可以从这个分布中提取出经典的统计量，如均值（对参数值的最佳"猜测"）和方差（关于均值的不确定性的度量）。通过将参数作为分布来对待，我们还可以在数据分析中包含在数据采集之前就有的参数信息——即使用"先验"分布。这使得我们可以利用任何与参数值相关并且独立于 ASL 数据本身的知识。例如，我们可能需要从数据中估计 ATT 值，因为它在脑中各处的值不尽相同。然而，它是一个比较受生理学限制的参数，因此我们可以使用先验分布来描述 ATT 可用的合理值的范围。另一个例子是 T_1，我们通常根据文献值来设定，但它因人而异，而且在同一个人中也可能发生变化。我们不仅可以将"正常"的文献值，也可以将其一定程度的变化，一同纳入到 T_1 的先验信息中。ASL 中的一些参数的先验信息如图 4.10 所示。

到目前为止，我们讨论的先验信息来源于"生物物理学"，但还有一个进一步的信息来源可以利用，即空间均匀性。我们对使用 ASL 来测量灌注感兴趣，也知道 ASL 噪声大，但同时我们也知道灌注值在各个脑区间的变化是相对平缓的——就 ASL 图像中的体素尺度而言确实如此。因此，我们应该能够利用这种固有的平滑性，或相邻的体素间的相似性，来改善我们的结果。其中一种方法就是数据平滑，如在第 3 章中讨论的。然而，这涉及任意地决定我们想要的平滑量。如果我们把具有不同 ATT 的几个体素数据合并起来，这也会在处理多 PLD ASL 时带来问题，这是因为很可能合并后的时序信号不再能反映动力学曲线的形状，影响模型的准确配准。贝叶斯推理法提供了一个替代性的解决方案，即我们可以使用空

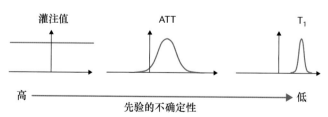

图 4.10 应用于典型 ASL 参数的先验信息示意图。在这里展示了一些参数，如 T_1，我们希望根据已有的参数信息对其进行约束，而对于灌注值，我们希望信息只来自于采集的 ASL 数据。我们可以去除所有这些参数的负值，并相应地调整其分布。在实践中，是否做到这一点取决于我们使用的算法

间先验信息对空间关系进行编码。现在，对任意体素中的灌注值估计都可以从相邻体素的值那里得到信息，但是，这样的"先验"信息在估计中发挥的作用或多或少，这取决于该体素的数据的信息量。因此，在高噪声区域的灌注估计值将更为平滑，但在低噪声区域灌注图像中的空间特征仍然会得以体现。因此，空间先验的使用本质上是"适应性的"，即根据数据本身调整有效的平滑度。

小结

- 我们需要一个动力学模型将测得的图像强度与标记血液中的水分子输送（即灌注）相关联。
- ASL 动力学模型使用动脉输入函数和残留函数的卷积来描述标记血液中的水分子输送和标记信号的衰减。
- 简化的 ASL 动力学模型忽略了 ATT，因为假设测量结果对该参数不敏感。
- 动脉分量可以被包含在模型中，以描述成像时仍在较大血管中的标记血液中的水分子。
- 标记血液团注在血管中输送时产生的色散可以被包含在模型中，并且会影响灌注值的整体量化。
- 多 PLD 数据可以用于估计更多的模型参数，从而获得更准确的灌注量以及血流动力学信息。这个过程需要某种形式的模型拟合或使用贝叶斯推理方法。

拓展阅读

- Buxton RB, Frank LR, Wong EC, Siewert B, Warach S, & Edelman RR（1998）. A general kinetic model for quantitative perfusion imaging with arterial spin labeling. *Magnetic Resonance in Medicine*，40，383-396.
  - 这是描述将一般示踪剂动力学模型应用于 ASL 的经典论文。它介绍了我们这里所说的"标准"模型，并讨论了该模型的局限性和潜在的各种扩展。

- Hrabe J & Lewis D（2004）. Two analytical solutions for a model of pulsed arterial spin labeling with randomized blood arrival times. *Journal of Magnetic Resonance*，167，49-55.
  - 这是一个根据血管输送函数对标准模型进行修改以包含色散效应的好例子。它还提供了标准模型的一个有用公式，以及如何从Bloch方程中推导出来的过程。
- Chappell MA，MacIntosh BJ，Donahue MJ，Günther M，Jezzard P & Woolrich MW（2010）. Separation of macrovascular signal in multi-inversion time arterial spin labeling MRI. *Magnetic Resonance in Medicine*，63，1357-1365.
  - 这是一个在模型中使用额外的大血管成分描述仍在主要动脉中的标记血液的例子，并将此方法与血流抑制方法作比较。
- Chappell MA，Woolrich MW，Kazan S，Jezzard P，Payne SJ & MacIntosh BJ（2013）. Modeling dispersion in arterial spin labeling：validation using dynamic angiographic measurements. *Magnetic Resonance in Medicine*，69，563-570.
  - 这项工作比较了一系列关于ASL标记血液中水分子的色散的不同模型，着眼于血管造影成像数据中的动脉血信号。
- Petersen E，Lim T & Golay X（2006）. Model-free arterial spin labeling quantification approach for perfusion MRI. *Magnetic Resonance in Medicine*，55，219-232.
  - 在这项工作中，"无模型"反卷积方法首次应用于ASL数据，用以求解灌注成像中的示踪剂动力学模型，它使用一个特定的（QUASAR）序列，可以独立测量动脉血和组织的ASL信号。
- Chappell MA，Woolrich MW，Petersen ET，Golay X & Payne SJ（2013）. Comparing model-based and model-free analysis methods for QUASAR arterial spin labeling perfusion quantification. *Magnetic Resonance in Medicine*，69，1466-1475.
  - 这篇文章对于QUASAR ASL使用"无模型"反卷积和模型拟合分析做了比较，其中包含了色散效应。

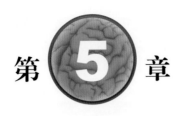

第 **5** 章

校准：动脉血磁化强度的估测

　　使用 ASL 对灌注进行绝对量化的关键在于知道标记血液中作为示踪剂的水分子的浓度，这是通过估计动脉血液的磁化强度来实现的。这个量正是动力学模型中动脉输入函数的幅度（例如，见框 4.2 和框 4.3）。如果不测量这个量，图像的单位仍然和从扫描机得到的信号一样，是任意单位；而一旦测得此参数，就可能使用灌注的绝对单位——ml/（100 g·min）。

　　更准确地说，我们需要知道在进行标记时所在地点（和时间）的动脉血的磁化强度。对于如何确定这个值的想法大致分为两个流派：要么是以逐体素的方式，在图像的每一个体素中，从组织的磁化强度估计；要么是对一个参照区域取平均进而得到一个单一的全局值。参照区域法的依据是，由于动脉血在通过标记平面时具有的磁化强度是单一的，所以不可能在每一个体素内取不同的值。逐体素法的依据是，这可能自动校正其他逐体素的强度变化，如线圈灵敏度（见第 2.4 节），以及它通常也更容易计算。基于这些原因，共识文章推荐采用逐体素法进行常规校正。

5.1　分配系数

　　这两种方法都假设动脉血的磁化强度可以通过分配系数与脑组织［或脑脊液（cerebrospinal fluid，CSF）］中的磁化强度相关联：

$$M_{ob} = M_{0t}/\lambda$$

其中 λ 是正电子发射断层扫描（positron emission tomography，PET）文献

中关于组织和血液中水的密度的经典分配系数（见框 5.1）。λ 的单位可以是毫升血液 / 毫升组织或毫升血液 / 克组织，如果我们的目标是以毫升血液 /（100 克组织·分钟）为单位的话，则后者对灌注量化更有用。表 5.1 中给出了 ASL 灌注量化中使用的典型值。

框 5.1　什么是分配系数？

λ 的单位可能有些容易混淆，因为它是一个严格意义上无维度的量，是密度的比值：

$$\lambda = \rho_t / \rho_b$$

其中

ρ_t 是组织中水的密度，

ρ_b 是血液中水的密度。

因此，通常都会明确指出所涉及的两种物质，在这里是组织和血液。这可能会造成进一步的混淆，因为单位似乎是"错误的"：这个比例的分子部分是组织，但单位的分子部分是血液。这可以通过考察公式中的完整单位来理解：

$$\lambda = \frac{\text{克水 / 毫升组织}}{\text{克水 / 毫升血}} = \frac{\text{毫升血}}{\text{毫升组织}}$$

使用从 PET 文献中得出的 λ 值对于 ASL 量化可能并不完全准确，因为这些水分子群可能观测不到，而它们在放射性示踪剂实验中是可见的，例如，跟磁化转移效应相关的具有短 T_2 的结合水分子群。因此，正确的 λ 值比通常所用的值要小。这个说法支持用 CSF 进行校准的参照区域法，因为 CSF 是一种水含量高的液体，不大可能包含对 MR 采集来说不可见的水分子群。由于这个原因，以及为了尽量减少部分容积效应，通常只用脑室内的 CSF 来校准。

5.2　稳态的磁化强度

因此对于校准来说，有必要估计部分或所有脑组织的磁化强度。用作此目的的理想数据是一幅长 TR 像（与组织的 T_1 相比），通常被称作质子密度加权像，因为它主要测量水分子的含量而不是一些别的物理量（比如 T_1）。如果使用了背景抑制技术，ASL 数据中静态组织的信号将会降低，因此，会用一组单独的不使用背景抑制技术的采集像来校准。对短 TR 像进行校正或一些其他的操作，比如对成像区域进行预饱和，也是可行的。例如，共识文章中建议使用以下的校正因子对 TR 小于 5 s 的图像进行校正：

$$1/\left(1 - e^{-TR/T_1}\right)$$

其中 T_1 是组织的 T_1。在无背景抑制的情况下，可以从静态组织图像中获得近似的校准图像；例如，对照像有时可用于此目的，因为灌注信号的贡献很小。当 ASL 的准备序列或读出序列的其他方面影响到对照像的信号幅度时，情况会变得复杂，请见框 5.2。一个使用逐体素法进行校准的例子在示例框 5.1 中给出。

表 5.1　用于 ASL 灌注定量的脑组织的分配系数的典型值

组织	分配系数（毫升血 / 毫升组织）
全脑 *	0.9
灰质	0.98
白质	0.82
脑脊液	1.15

* 等效于灰质和白质的平均值，用于混合组织。

来源：data from Herscovitch，P. & Raichle，M. E.，"What is the correct value for the brain—blood partition coefficient for water?"，*Journal of Cerebral Blood Flow and Metabolism*，Volume 5，Issue 1，pp. 65-69，DOI：10.1038/jcbfm.1985.9，Copyright © 1985 SAGE Publications.

框 5.2　使用不同准备或读出序列的组织的磁化强度

　　有一系列不同的准备序列可以与 ASL 相结合，主要用于减少静态组织信号。这里考虑一些主要的序列，以证明从静态组织信号中估测磁化强度也是可行的；在某些情况下，甚至可以得到一些额外的图像用于主分析过程，如 T_1 图。有些准备序列可以用于实现背景抑制，但其他一些不用于测量动脉血磁化强度的更高级的方法也常常被使用。

无预饱和脉冲的情况

使用常规的读出序列时，任意体素中的静态组织信号（一旦进入平衡态后）与其磁化强度的关系都可以由下式给出：

$$S = M_0 \left(1 - e^{-TR/T_1} \right)$$

其中 T_1 是静态组织的 T_1（忽略 T_2 衰减）。

这里考虑了因为 TR 引起的部分饱和，它很容易求解得到静态组织各体素的 M_0 值。这是共识文章中针对短 TR 像推荐的校准方法的基础。

有预饱和脉冲的情况

通常在标记刚要开始前如果对成像区域使用了预饱和脉冲，则信号和平衡态磁化强度之间的关系变为：

$$S = M_0 \left(1 - Ae^{-t/T_{1t}} \right)$$

其中

t 为从施加饱和脉冲到成像的时间，

A 为饱和效率。

多 PLD 采集方式可以对饱和恢复曲线进行一系列采样，从中可以通过模型拟合来确定 M_0、A 以及 T_{1t} 的值，其方法类似于对动力学曲线的采样。

有预饱和脉冲的 Look-Locker 读出序列

对于 Look-Locker 类型的多 PLD 采集，还需要考虑低翻转角读出脉冲的影响。在这个情况下信号方程变为：

$$S = M'_{0t} \left(1 - Ae^{-t/T'_{1t}} \right)$$

其中，

$$M'_{0t} = M_{0t} \left(1 - e^{-\delta TI/T'_{1t}} \right) / \left(1 - \cos \left(FA \right) e^{-\delta TI/T'_{1t}} \right),$$

$$1/T'_{1t} = 1/T_{1t} - \log \left(\cos \left(FA \right) \right) / \delta TI$$

FA 是翻转角，

δTI 是反转时间的间隔。

这里使用了框 4.11 中的近似表达式。

示例框 5.1 **逐体素校准**

　　我们对第 1 章中的单 PLD 数据使用了逐体素校准，得到了图 1.7 中的绝对灌注像，其使用了图 5.1 中左侧所示的校准像。我们现在可以使用第 4 章中提到的空间先验正则化来得到更进一步的结果，得到图 5.2 左侧的灌注像。该图像仍然有我们在示例框 1.3 中提到的脑边缘处灌注值不准确的问题，这是因为校准图像中的体素在此处因为仅有部分脑组织填充而强度较低。我们在图 5.2 右侧所示的灌注像中解决了这个问题，采用的简单操作流程如下：

- 中值过滤——平滑图像中噪声的空间滤波。
- 侵蚀脑边缘的体素（基于处理数据时创建的掩模），如图 5.1 的中图所示。
- 使用侵蚀后脑中剩余的值来外插值并重新填充侵蚀掉的体素，如图 5.1 的右图所示。在外插值操作中，我们取位于需填充的体素中心的感兴趣区域（region of interest，ROI）内非零值的平均值。

　　这个流程可行的原因在于，近似于一幅质子密度加权像的校准像是平滑变化的，因此，由外插值引入的误差可能远远小于那些由部分容积效应引起的误差。

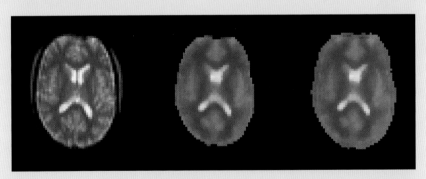

图 5.1 第 1 章中引入的单 PLD 数据的校准像（左）。该像通过了空间中值滤波器平滑和侵蚀，以删除脑边缘只有部分脑组织填充的体素（中），接着使用由剩余体素中的值外插得到的值来重新填充删除的体素（右），产生一幅经过校正的校准像

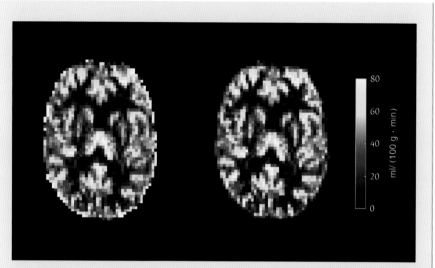

图 5.2　对第 1 章中的单 PLD 数据使用逐体素校准得到的绝对灌注像（左），以及对脑边缘的部分容积效应进行校正后的图像（右）

5.3　生成参照区域

最常用的参照区域是脑室内 CSF 或白质。在这两种情况下，最准确的方法都是使用只包含纯 CSF 或白质的感兴趣区域（ROI）作为参照区域（因为 ASL 的分辨率低，所以灰质不适合作为参照区域，见第 6 章）。除了使用手动勾描的 ROI，参照区域也可以通过自动分割来获得：

- 分割高分辨率的结构像，接着将部分容积的估计图转换为跟 ASL 数据匹配的低分辨率图像，然后再使用高阈值生成一个掩模，使边界的污染最小。
- 分割低分辨率 T_1 像，它由饱和恢复序列得到并匹配到 ASL 数据，其中使用了多 PLD 采集方式和预饱和脉冲。

前一种方法更通用，因为它可以与任何 ASL 采集方式一起使用。高分辨率的结构像必须单独采集，但这很常见，而且基于图像配准的考虑一般都会推荐使用，特别是在组研究中。然而，它确实依赖于 ASL 数据和结构像之间的准确配准，这些我们在第 3 章中已经讨论过。基于 CSF 的参照区域的生成方法如示例框 5.2 所示。

示例框 5.2　基于 CSF 的参照区域

　　对第 1 章（见示例框 1.3）和第 4 章中的 pcASL 数据分析得出 "最好"结果的校准方法，都使用了校准图像中脑室内的 CSF 作为参考。自动生成的脑室掩模如图 5.3 所示，其生成包括先对结构像进行分割，接着用 Harvard-Oxford 模板中的脑室位置对图像进行掩膜处理，然后再匹配到 ASL 数据的分辨率。

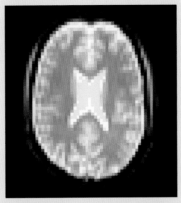

图 5.3　自动生成的脑室掩模，用于计算校准像中 CSF 的磁化强度

5.4　T_2 或 T_2^* 校正

　　由于数据将在非零的回波时间获得，所以可以就 T_2 或 T_2^* 衰减进行校正。是对 T_2 还是对 T_2^* 作校正取决于采集序列，请见第 2 章。在逐体素校准方法中，动脉血平衡态的磁化强度跟灌注值实际上都是在同一体素中测量的，所以 T_2 或 T_2^* 衰减对静态组织的影响和对血液的影响相同，因此往往可以忽略。对于使用参照区域的校准方法，参照区域的 T_2 或 T_2^* 跟任意给定的体素相比可能有很大的变化，因此可能需要使用框 5.3 中的公式进行校正。

框 5.3   对 T_2 或 T_2^* 值的差异校正

动脉血平衡态的磁化强度 M_{0a}' 与从静态组织或参照区域估计的 M_0 的关系如下：

$$M_{0a} = \frac{M_0}{\lambda} e^{TE/T_2}$$

其中 T_2 是组织或参照区域的修正的 T_2 值。对灌注数据本身的 T_2 衰减的校正可以通过将其纳入动脉血的平衡态磁化强度来实现，并用于最终的量化：

$$M_{0a}' = M_{0a} e^{-TE/T_2}$$

此处的 T_2 是标记血液中的水在图像采集过程中，位于动脉或毛细血管与组织之间某处所具有的 T_2。对 T_2^* 也使用同样的校正方法，把相应的 T_2 值替换为 T_2^* 值即可。

5.5   灌注的量化

正如在第 2.6 节中所见，我们可能需要就线圈灵敏度对 ASL 数据的影响进行校正。原则上，使用逐体素法计算动脉血磁化强度本身就包含了对这种影响的校正，因为 ASL 图像和校准图像都受到同样的影响。对参照区域法来说则不然，特别是使用位于图像中心的 CSF 参照区域，灵敏度校正可能会对量化灌注值有显著的影响。在这种情况下，线圈的灵敏度校正需要在估计动脉血的磁化强度和量化灌注之前进行，并且 ASL 数据和校准图像都需要校正。此外，您可能还需要留意 ASL 数据和校准图像之间特意使用的不同的全局缩放因子；请见框 5.4。

框 5.4   采集增益设置

希望在此把一点说得很清楚，那就是校准图像和标记-对照差异像之间的信号通常会有大约两个数量级的差异。为了提高小信号的测量精度，有时设置 ASL 序列的人会对校准图像与主 ASL 数据使用不同的增益设置，或幅度缩放因子，特别是在使用背景抑制技术时。这样做很有用，因为它可以减少在将模拟信号转换到计算机中存储的数字信号时相关的误差。然而，如果发生了这种情况，您就需要有意识地对生成的图像进行缩放，使其匹配；否则，量化得到的灌注值将是错误的。

对动脉血磁化强度的估计给出了标记区域内产生的标记"浓度"的度量。然而，在实践中，标记的效率不会是 100%，因此标记血液的磁化强度比理想情况下低，正如第 2.1 节中所述。因此，该值需要使用反转效率进行校正。反转效率可以在每个人身上单独测量（虽然该测量有其自身的各种误差），在动脉流速不同的人群中使用 pcASL 时可能会考虑使用这样的测量方法。然而，更典型的做法是使用反转效率的标准值，共识文章建议 pASL 使用 0.98，pcASL 使用 0.85。

最后，校正后的动脉血磁化强度可以与动力学建模的结果一起使用，得到量化的灌注值。对于最简单的情况，动脉血磁化强度的估计和应用过程与动力学模型一起，都被包含进了量化公式。这正是我们在框 1.3 中看到的针对 pcASL 和框 4.12 中针对 pASL 的共识文章的公式。有些分析软件可能会将这两个过程分开，先做动力学建模，对示踪剂动力学进行校正，产生一个相对的灌注值，然后再将这个值除以估测的血液磁化强度（以一幅图像或单个值的形式）。这提供了一定的灵活性，如果一种校准方法因某种原因而失效，您可以使用不同的校准方法而无须重复整个分析过程。

示例框 5.3 中给出了使用参照区域法和逐体素法进行校准的比较。

示例框 5.3　参照区域法和逐体素法校准的比较

图 5.4 比较了由第 1 章的数据得到的最终灌注像，以 CSF 作为参考计算动脉血的磁化强度或使用校准图像直接进行逐体素校准。让人放心的是，这两幅图非常相似，选择哪一个校准过程在本例中并没有太大的区别。

您可以在相关网站（www.neuroimagingprimers.org）上找到本章示例中使用的数据，以及关于如何进行逐体素校准和基于 CSF 的参照区域校准的说明。

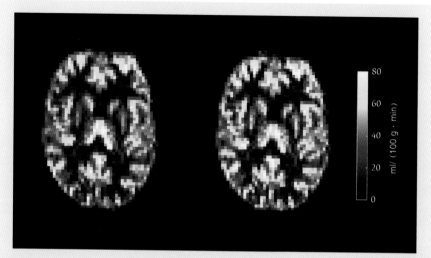

图 5.4   对第 1 章中 pcASL 数据中间层量化的灌注像［ml/（100 g·min）］，分别使用了以 CSF 作为参照区域的校准（左）和逐体素校准（右）

小结

- 校准，即获得以 ml/（100 g·min）为绝对单位的灌注值的过程，包含计算动脉血平衡态的磁化强度。
- 校准可以逐体素进行，也可以通过从参照区域得到一个单一的值来进行。
- 对于参照区域法，选择脑室内的 CSF 或白质都可以在部分容积效应最小的前提下进行稳健的估计。

拓展阅读

- 关于 ASL 数据校准过程的精确细节往往很难在文献中找到，因为这些信息常被掩盖在方法论述中或完全省略了。以下的文章包含了特定的推荐方法或者相关理论。
- Alsop DC，Detre JA，Golay X，Günther M，Hendrikse J，Hernandez-Garcia L，et al.（2015）. Recommended implementation of arterial spin- labeled perfusion MRI for clinical applications：A consensus

of the ISMRM Perfusion Study Group and the European Consortium for ASL in Dementia. *Magnetic Resonance in Medicine*，73，102-116.

■ 共识文章主张使用简单而通用的逐体素校准法从 ASL 得到完全量化的灌注图像。

■ Chappell MA，Woolrich MW，Petersen ET，Golay X & Payne SJ（2013）. Comparing model- based and model- free analysis methods for QUASAR arterial spin labeling perfusion quantification. *Magnetic Resonance in Medicine*，69，1466-1475.

■ 这项工作包括使用饱和恢复序列的数据来校准 ASL 数据的细节。虽然它针对的是 QUASAR 序列，但其原理可以被更广泛地运用。

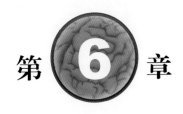

第6章

部分容积效应

部分容积（partial volume，PV）效应在 ASL 灌注定量测量时可能表现得非常显著，其部分原因是与大脑白/灰质结构相比，ASL 数据的分辨率较低。由于灰质主要形成相对较薄及高度折叠的结构，因此体素尺寸为 3 mm 的经典 ASL 数据，其皮质体素可能由灰质、白质和（或）脑脊液混合而成。图 6.1 显示了已经分割好的来自于高分辨率结构图像的灰质和白质部分容积估计结果。将这些结果投射到 3 mm×3 mm×5 mm 分辨率的经典 ASL 图像上，阈值设置为 90% 来显示"纯粹"的灰、白质区域。值得注意的是，在当前分辨率条件下，很少有体素（特别是对于灰质）被认为是纯净的。

ASL 中部分容积效应问题的另一个原因是不同脑组织具有不同的灌注特性。经典的灰质灌注水平一般被认为是 60 ml/（100 g·min），白质为 20 ml/（100 g·min），而脑脊液趋近于零。因此，任何给定体素的表观灌注水平在很大程度上取决于该体素中所包含的大脑结构。在图 6.2 中，将灌注图像与灰质部分容积图像进行比较时，两者在视觉上非常相似，反映出灰质实际上主导了灌注的结果。这意味着在任何体素中得到的灌注值应是该位置的灰质灌注（以及较小程度上的白质）与该位置灰质所占比例的结果。实际上，灌注图像包含了由结构图像所调制的灌注信息。

6.1 PV 效应与平均灰质灌注

在文献中通常会看到由 ASL 数据计算得出平均灰质灌注值。首先生成灰质掩模，进而在该灰质掩模内将灌注数值进行平均化。然而，由于存在 PV 效应，灰质掩模的生成方式会影响所计算的平均灰质灌注值。图 6.1 展示了生成一个灰质掩模的极端示例：当采用非常高的阈值来获得纯灰质时，由于保留下来的体素较少，所得的平均灰质灌注值将会对噪声极为敏感；如果降低阈值，此掩模中虽然会包含更多的体素，但又会同时引入更大比例的非灰质脑组织。图 6.3 显示在 ASL 灌注图像中，平均灰质和白质灌注值如何随着生成掩模的阈值的变化而变化。值得注意的是，随着阈值的升高，我们倾向于得到每种脑组织类型的"预期"灌注值，并且通常倾向于低估灰质灌注而高估白质灌注。这至少部分解释了为什么 ASL 全脑灰质灌注的估计值通常低于预期的 60 ml/（100 g·min）。即使将灰质分区以形成不同的感兴趣区（ROI）而不是计算整体灰质的平均值，这些 ROI 中也会包括很多白质和脑脊液成分。如果将灰质体素定义得非常严格，我们就会遇到图 6.1 中存在的问题，即灰质体素过少而无法获得有意义的灌注估计值。如果将阈值应用在结

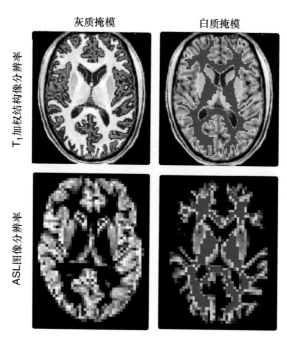

图 6.1　在经典结构像（1 mm）和 ASL 图像（3 mm）的分辨率下，部分容积（PV）效应对灰质、白质体素的影响。这里使用 90% 的 PV 阈值创建灰质和白质掩模

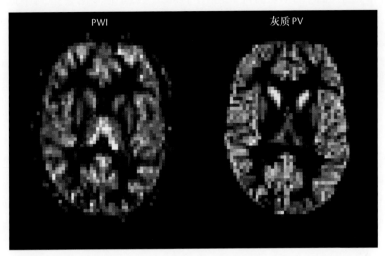

图 6.2　ASL 灌注加权图像（PWI）与灰质部分容积（PV）估计图像相比（在相同分辨率条件下），两者在视觉上具有许多相似的"结构"

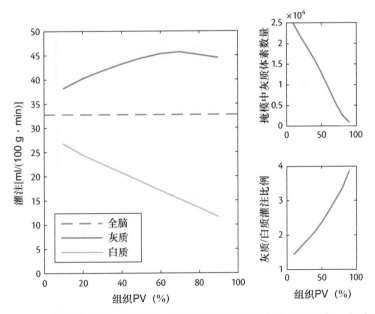

图 6.3　在 ASL 数据集中用于创建灰、白质掩模阈值的变化也会引起灰、白质平均灌注值的变化，较高的阈值会得到较高的平均灰质灌注值和较低的平均白质灌注值。图中还显示了灰质掩模中体素数量随灰质 PV 阈值增加而发生的变化，同时伴有灰 / 白质比例的变化

构像原始空间内的 PV 估计或应用于 ASL 数据中，也会得到不同的结果，请参见框 6.1。

框6.1   对 PV 估计图应用阈值创建掩模

在图 6.1 中，在应用阈值之前，首先将 PV 效应从高分辨率数据转换为 ASL 的低分辨率数据。在高分辨率下创建掩模（或基于体素中最高 PV 脑组织分割法生成灰质掩模），然后将其转换到 ASL 数据空间也是可行的。然而，由于要对数据进行插值，这两个过程通常会得到不同的结果，如图 6.4 所示。值得注意的是，一旦转换了掩模，就必须利用另一个（任意）阈值来生成一个二进制掩模，在本例中采用的阈值仍为 0.7。

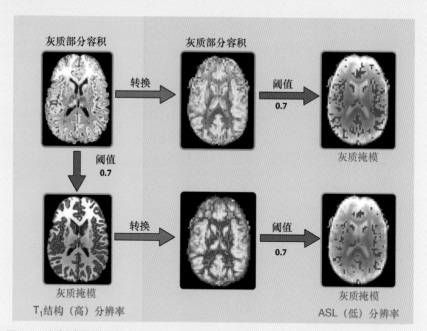

图 6.4   在创建灰质掩模时何时生成灰质 PV 图像会对创建的掩模产生显著的影响，进而影响之后使用此掩模计算的任何数值

我们观测到的效应反映了在某一体素中即将发生的情形：灰、白质的组合会导致高估体素内白质灌注而低估灰质灌注，任何脑脊液也都会降低

整体的灌注值。如果单纯地将 ASL 信号视为灰质灌注的估计值（因为白质灌注值较低），我们就会低估灰质灌注。示例框 6.1 中显示了计算脑组织平均灌注值的图示。

示例框 6.1　灰质和白质中的平均灌注值

利用在第 1 章中与 ASL 数据同时获取的 T_1 加权解剖图像，可以计算得到灰质和白质 ROI，进而计算每种组织类型的平均灌注值：

灰质：41.0 ml/（100 g·min）

白质：10.3 ml/（100 g·min）

对于这些计算值，由 PV 估计得到的 ROI 已经转换为与 ASL 数据相同的分辨率，灰质的阈值为 70%，白质的阈值为 90%。这些 ROI（包括用 10% PV 阈值产生的组织掩模）以及灌注图像如图 6.5 所示。

灌注　　　　　　灰质　　　　　　白质

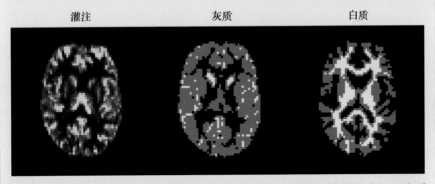

图 6.5　第 1 章单 PLD 数据的灌注图像，使用 90% 阈值得到灰质（中）和白质（右）的"纯"组织 ROI（白色）；将它们覆盖在作为参照的阈值为 10%（灰色）的组织掩模上

6.2　PV 校正

如果假定可以对每个 ASL 体素内的白质、灰质和脑脊液的部分容积进行合理估计（有关分割方法的更多信息，请参阅框 6.2 中讨论的灰、白质问题），存在的问题是能否从 ASL 数据计算纯灰质（或白质）的灌注

值。在每个体素中只有联合的灌注测定，但我们想要分离这两个成分的灌注。在经典单 PLD ASL 实验中只对差异信号进行了单次测量。虽然可以通过重复测量提高信噪比，但这并不能提供有关区分灰、白质灌注的其他信息。我们需要得到更多的信息。一种是利用多 PLD ASL 数据提供的额外信息，这将是我们所关注的主题。另一种更简单的方法是假设白质灌注值是固定的，或者灰、白质灌注值之间具有固定的比例（如 3：1）；然而，这些严格的假设在大脑的不同脑区不太可能满足，显然在病理条件下也不可能满足，因此，尽管实施起来比较简便并且已经用于相关研究，但并不推荐这种方法。

框 6.2　灰、白质的含义是什么?

　　PV 效应问题在所有神经影像学研究中都很常见，但在灌注成像中问题更显著，因为白质的灌注比灰质低得多，反映了它们在大脑中的不同作用。然而，为了研究灌注和其他血流动力学，将大脑整齐地划分为灰质和白质是否合理呢?

　　我们在神经影像中能够对这两种组织进行有效的区分源自于结构像中所观察到的差异。大脑的组织学研究表明，我们所谓的灰质和白质存在着明显的差异。实际上，大脑远比这两种组织类型复杂：例如在皮质的分层结构中，通常无法通过非侵入性神经影像学方法观察到某些细节。因此，在某个体素中观察到的灰质可能与另一个体素中观察到的灰质显著不同。这对于灌注成像来说在很大程度上并不是问题，因为灌注成像试图测量各个体素内的灌注值而不对组织结构做出任何假设。对于 PV 校正来说这可能是一个大问题，因为我们利用由图像推导出的灰质和白质比例来定义"纯"灰质（和白质）的灌注测量。

　　这主要对结论的解释方面存在影响：我们必须接受当使用 PV 校正来提取灰质灌注时，在给定体素中的任何脑组织都被我们的 PV 估计方法归类为灰质。这可能与大脑其他区域的细胞组成不同，但在个体之间很可能保持一致。重要的是，PV 校正灌注至少依赖于 PV 估计的一致性。

6.2.1　使用空间信息

另一种获取更多信息的方法不是将体素割裂开单独处理，而是要把该体素邻近区域的信息一同纳入到估算程序中。我们将假设体素灌注在空间中是缓慢变化的，即当我们从一个体素移动到另一个体素时，灌注图像应该变化极小。这在生理学上似乎是合理的，尽管在一些脑区内或者某些情况下，我们可能想保留灌注图像中的鲜明特征。

合并信息的最简单方法是基于线性回归的方法，有关详细信息请参见框 6.3。该方法需要定义一个内核，在该内核中假定所有体素的白质和灰质灌注都是相同的。我们将这个内核的中心置于该体素，计算内核中所有灰、白质信号差异，并将数值分配给该体素，进而扩展到大脑中的所有体素。通常使用指定平面中的 2D 内核（即轴平面），这反映了大多数 ASL 数据中体素大小的非各向同性，尽管 3D 内核也是有效的。

框 6.3　PV 校正的线性回归

我们可以把 ASL 标记-对照差异信号描述成下述方程：

$$\Delta M = PV_{灰质} \cdot \Delta M_{灰质} + PV_{白质} \cdot \Delta M_{白质} + PV_{CSF} \cdot \Delta M_{CSF}$$

其中

ΔM_x 代表组织 x 的标记-对照差异信号，

PV_x 代表组织 x 的部分容积。

请注意，严格来说，我们不需要脑脊液（CSF）项，因为脑脊液应对差异信号无贡献。然而，脑脊液的部分容积非常重要，因为它可以为灰、白质贡献度提供衡量尺度。

PV 校正要求我们从差异信号中估计灰、白质信号贡献度，这也就是要求我们从单次测量中评估两种未知的信号，显然这是做不到的，这样的系统是"不确定的"。然而，我们可以用这个方程描述每个体素的差异信号。如果我们把彼此相邻的体素当作一组，并假定组内灰、白质灌注相同，那么我们会同时得到一组方程。我们确信方程（体素）的数目一定会超过未知信号的数目（2 个），可以通过最小二乘方误差法求解方程，并帮助我们降低噪声的影响。这可以用矩阵形式写出：

$$\Delta M = P\delta M$$

其中

ΔM 表示一组包含 n 个体素的差异向量，

δM 表示未知灰、白质差异信号矩阵（2×1），

P 表示每个体素的 PV 估计矩阵（$n\times2$），

这可以用下述矩阵形式计算：

$$\delta M = P^{\dagger}\Delta M$$

其中，$P^{\dagger}$ 表示 P 的伪逆矩阵。

此方程的计算依赖于矩阵 P 要处于良好的条件，否则结果会不准确。不准确的情况只有在组内所有体素的 PV 值非常相似时才会发生，这在实际中不大可能出现。

理论上，此种方法适用于任何体素的组别。选择相邻的体素是合理的，因为距离越近的体素之间更可能具有相同的灰质灌注。典型的轴面 2D 体素网格的大小介于 3×3 到 11×11 之间，这在很大程度上受制于大多数 ASL 采集过程中较差的层间分辨率。

此方法不可避免地在最终灌注图像中引入一定程度的空间平滑，这取决于所用内核的大小。这是因为即使我们计算的是每个体素中的灰质灌注，但是每次我们这样做时都要假设相邻体素的灌注值相似。与大多数空间平滑方法不同（如第 3.4 节中的方法），这不仅仅是内核大小的函数，而且还是体素内相对 PV 值的函数。此外，远离中心的体素的权重与中心没有不同，也没有基于组内一致性或数据质量对各体素进行加权。例如，如果某一脑区在灌注图像中是不连续的，则可能需要优先识别与其余脑区明显不同的体素子集，并且在线性回归中排除来自该子集的体素来避免在不连续空间上进行平滑。模拟条件下的线性回归方法的展示如图 6.6 所示。在示例框 6.2 中展示了基于线性回归的 PV 效应校正图示。

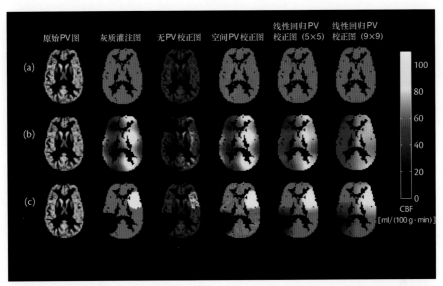

图 6.6 应用于模拟 ASL 数据的部分容积（PV）校正方法比较。原始灰质 PV 值和灰质灌注图显示在左侧。右侧显示了各种灌注量化技术，包括无 PV 校正（标准）、贝叶斯推理方案中的空间先验解决方案（空间 PV），以及两种不同内核尺寸（5×5 或 9×9）的线性回归 PV 校正（LR）。这些结果均在 pASL 标记和多 TI 采集的数据上产生

Reproduced with permission from Chappell, M. A., Groves, A. R., Macintosh, B. J., Donahue, M. J., Jezzard, P., & Woolrich, M. W., "Partial volume correction of multiple inversion time arterial spin labeling MRI data", Magnetic Resonance in Medicine, Volume 65, Issue 4, pp. 1173-1183, DOI: 10.1002/mrm.22641, Copyright © 2011 Wiley-Liss, Inc.

示例框 6.2 基于线性回归的 PV 效应校正

图 6.7 显示了基于线性回归的 PV 校正效果，左侧显示第 1 章单 PLD 数据的传统灌注图像，右侧显示了校正后灰质灌注图像。要注意的是，校正会倾向于增加灌注值，相比之下，灰质灌注图也变得非常平滑，这是由去除了脑组织结构对灌注值的调制和线性回归的平滑效应而共同导致的。

在相关网站（www.neuroimagingprimers.org）上，您可以找到本章中使用的数据以及如何执行 PV 校正的说明。

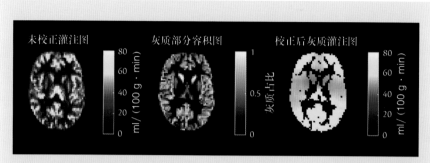

图 6.7 第 1 章中介绍的单 PLD 数据的常规灌注图像（左），在与 ASL 数据相同的分辨率下估算的灰质 PV 图像（中间），以及使用线性回归校正估计的灰质灌注图像（灰质 PV 掩模，阈值为 10%）。

6.2.2   空间先验信息解决方案

在第 4.7 节中介绍了空间先验信息的概念，它利用了灌注图像的局部空间同质性来提高估计效能。这与已经讨论过的线性回归方法看起来是相似的。然而，空间先验的优点在于它直接用于灌注图像而不是原始数据，并且具有自适应性，使得灌注图像的特征和细节可以保留下来。这些信息都是 PV 校正中很重要的特征，只是现在需要估计两个灌注图像。我们可以将基于贝叶斯估计方法的空间先验应用于包括灰质和白质的 ASL 模型，其中灰、白质灌注值具有空间先验信息。然后，基于空间信息所生成的 PV 校正图像，不再需要指定内核大小，相反可以基于数据自动且自适应地生成。先验信息的使用还意味着数据在决定每个体素的相邻体素对灌注值是否有贡献以及贡献度大小方面起着重要的作用，并进一步使得这个过程具有自适应性。图 6.6 显示在模拟数据上此方法与线性回归方法相比的平滑差异（应该注意此图是由多 TI pASL 数据生成的，它能更好地区分各信号成分，如第 6.2.3 节中所述）。在示例框 6.3 中展示了基于空间先验的 PV 效应校正的图示。

图 6.8 显示了在第 4 章中介绍的使用贝叶斯推理方法进行灌注量化的空间先验的 PV 校正效果。在图 6.7 中可见此灰质灌注图像的平滑性明显不如线性回归方法。虽然整体模式相似，但是最大灰质灌注值较高。

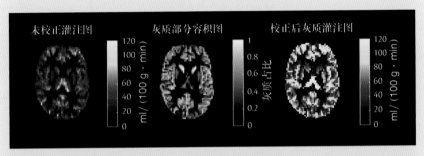

图 6.8　第 1 章中介绍的单 PLD 数据的常规 CBF 图像（左），其中灰质估计 PV 的图像与 ASL 数据（中）的分辨率相同，灰质灌注估计（灰质掩模阈值为 10%）使用基于贝叶斯推理方法中的空间先验 PV 校正。要注意色标的变化

在相关网站（www.neuroimagingprimers.org）上，可以找到本章中使用的数据，以及如何执行 PV 校正的说明。

6.2.3　利用时间信息

如果我们有多 PLD 数据，就可以利用不同时间点的额外信息来提高空间先验贝叶斯推理动力学模型中灰、白质成分的分离效能。与之前相同，灰、白质都为数据提供信号，但作为时间的函数，两者的动力学特性使它们提供的贡献有明显区别。两者区别的特征是白质中血液到达较晚以及较短的 T_1。就其本身而言，这些特征不足以可靠地将灰、白质从多 PLD 数据中区分开；然而，当与空间先验信息相结合时，可以提供额外的灵敏度。在示例框 6.4 中显示了基于空间先验的 PV 效应校正对多 PLD 数据的影响。

示例框 6.4 多 PLD pcASL 数据的空间先验 PV 效应校正

图 6.9 显示了使用贝叶斯推理方法的空间先验 PV 校正对第 4 章中介绍的多 PLD pcASL 数据灌注量化的影响。所得的灰质灌注估计图与图 6.8 中匹配的单 PLD 数据类似。多 PLD 数据对 ATT 的更高灵敏度提高了分离灰、白质的能力；因此，检查白质灌注图更为合理，如图 6.9 右侧所示。

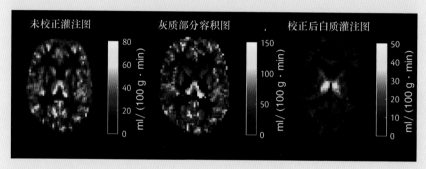

图 6.9　使用第 4 章中介绍的多 PLD 数据得到的常规灌注图（左，使用了空间先验信息），以及在贝叶斯推理方法中使用基于空间先验信息的 PV 校正估计的灰质（中）和白质（右）灌注图。与单 PLD 数据一样，使用空间先验方法得到的灰质灌注图包含了比用线性回归法更多的空间细节，其中一些甚至在考虑了 PV 效应后也显示出脑内灰质灌注的区域变化。白质灌注值低于灰质灌注值

在相关网站（www.neuroimagingprimers.org）上，您可以找到本章中使用的数据，以及如何执行 PV 校正的说明。

6.3　PV 估计

获得 PV 估计的主要方法是将高分辨率结构图像分割成大脑不同组织类型，然后匹配到与 ASL 数据相同的空间。虽然这种方法存在着不足，但它仍被广泛使用，因为获得的高分辨率结构数据通常可以成功地被自动分割为不同的脑组织类型。从结构图像获得 PV 估计的缺点是必须对其分辨率进行变换以匹配 ASL 数据的分辨率，这需要对两者进行成功配准。如第 3.3 节所述，高准确度的配准是具有挑战性的。此外，用于结构像的读出序列几乎总是不同于 ASL 数据，两者存在不同的失真，可能影响相

应脑区域数值。即便纠正了数据失真并且实现了成功配准，如何把 PV 估计转换到匹配的 ASL 数据也是非常重要的。具体来说，PV 估计是对脑组织 PV 的定量测量，所以常规的线性插值法是不合适的，详见框 6.4。

框 6.4　PV 估计到 ASL 分辨率的转换

　　PV 校正的一个重要组成部分是将 PV 估计从高分辨率转换为 ASL 空间的低分辨率，方法是使用 ASL 数据向结构像数据的（逆）配准矩阵。尽管利用普通线性插值（三维插值）方法是较为容易的，但是这个下采样过程无法正确地保存当前高分辨率数据中 PV 效应的相关信息。图 6.10 对此作出了说明，该图展示了数据由高分辨率格栅（红色虚线）向低分辨率格栅（黑色实线）转换的两种传统插值方法。在两种情形中，估计值定位于图中黑色圆圈：即低分辨率格栅的中心"体素"。对于每种方法，对低分辨率"体素"的估计仅来源于高分率"体素"的子集（绿色阴影）。

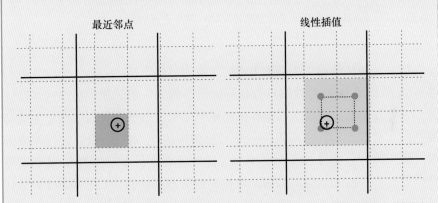

图 6.10　图示由高分辨率数据（虚线网格）向低分辨率数据（实线网格）转换的传统插值方法。在这两种方法中，低分辨率体素估计值位于体素中心（带十字的黑色圆圈），并来源于高分辨率体素的子集（绿色阴影）

　　线性插值非常适合由低分辨率向高分辨率进行转换；相反，由高分辨率向低分辨率进行转换却并不适合。我们需要做的是把对应低分辨率体素的高分辨率空间内的区域进行平均。因此，低分辨率体素将不可避免地切割部分高分辨率体素，这就意味着我们不得不决定是否要纳入这些边界体素用于计算。一个较好的妥协方案是将高分率 PV 估计图像向更高分辨率进行插值，然后求和，这样会降低边界区域体素中的错误。图 6.11 对此作出了说明：通过对数据进行上采样，低分辨率体素中大得多的部分可以使用（超）高分辨率数据。

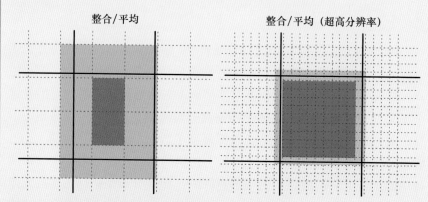

整合/平均　　　　　　　　整合/平均（超高分辨率）

图 6.11　通过对高分辨率图像中的体素求和（阴影区域：深色阴影表示低分辨率"体素"中包含的完整的高分辨率"体素"；浅色阴影表示所有与低分辨率"体素"相交的区域），完成由高分辨率数据（虚线网格）向低分辨率数据（实线网格）的转换。右图表示超级采样后（蓝色网格）可以得到更高的精度

　　作为一种从结构像中获取 PV 估计值的替代方法，一些人尝试从他们的 ASL 数据或与 ASL 数据具有相同读出序列的一组图像中提取这些估计值。主要方法是使用一系列饱和恢复序列图像，这些图像可能用于生成校准数据（见框 5.2），从而得到一个低分辨率的 T_1 加权图像并进行图像分割。此图像将自动与 ASL 数据对齐（除非需要进行头动校正），从而避免数据配准和转换的问题。然而，数据的低分辨率使得进行准确的 PV 估计具有很大的挑战性。

　　不同的校正方法对 PV 估计的敏感性尚未得到充分研究，因此准确估计的重要性仍有待确定。目前常见的方法是从结构像中进行 PV 估计，主要是因为这些图像通常作为研究中的一部分已经获取，并且 PV 估计本身是较为常规的操作。

6.4　PV 校正与校准

　　原则上，PV 效应也应用于计算动脉血的磁化强度。对于使用参考脑区法的校准来说这不是问题，只要它们采用高阈值来定义参考脑区：这就是为什么脑脊液和白质是最可行的选择。对于逐体素的方法，PV 效应将会导致基于脑组织比例的每个体素的动脉血平衡磁化强度值不同，这将会带入到最终的灌注估计值中。可以应用本章所描述的校正方法，但这并不常见，主要是因为任何引入的误差与灌注图像自身的误差相比都是次要的。最容易引入误差的区域是大脑的边缘和脑室附近，因为这些地方对比度更高。如果不加以校正，这将导致在基于逐体素方法进行校准时，在脑灌注图像边缘会出现一个明亮的边界，详见示例框 5.1。

小结

- PV 效应是 ASL 灌注测量中存在的一个问题，原因是：①与皮质厚度相比，体素相对较大；②大脑主要组织之间存在显著的灌注差异。
- 存在 PV 校正方法，即利用空间信息来生成纯灰质灌注图（和纯白质灌注图）。
- PV 校正依赖于高质量的脑组织部分容积估计。这通常来源于对较高分辨率结构图像的分割。因此，对 ASL 数据的准确配准和变形校正是极为重要的。

拓展阅读

- Asllani I, Borogovac A & Brown TR（2008）. Regression algorithm correcting for partial volume effects in arterial spin labeling MRI. *Magnetic Resonance in Medicine*，60，1362-1371.
  - 该研究介绍了对 ASL 图像使用基于线性回归方法的 PV 校正。该研究引入了量化灰质灌注值和其部分容积间关系的基于 ROI 的方法，尝试对在体数据中的 PV 校正方法进行比较。
- Chappell MA, Groves AR, MacIntosh BJ, Donahue MJ, Jezzard P & Woolrich MW（2011）. Partial volume correction of multiple inversion time arterial spin labeling MRI data. *Magnetic Resonance in Medicine*，65，1173-1183.

- 该研究受线性回归方法的启发，介绍了使用空间限制（基于贝叶斯方法）的方法对 ASL 灌注图像进行 PV 校正。对这两种方法进行的比较基于多反转时间的 pASL 数据，该数据用于在使用空间限制方法的校正过程中改善对灰质和白质的区分。

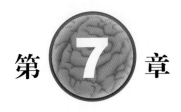

第 **7** 章

基于任务态 ASL 研究个体灌注
水平变化及展望

到目前为止，学者们一直关注稳定状态下大脑灌注水平的研究。实际上，我们一直假设在 5 min 左右的数据采集过程中大脑灌注水平没有发生变化，最典型的例子就是在静息状态下对受试者进行灌注测量。本章主要探讨如何利用 ASL 技术测量不同状态下个体大脑灌注水平的变化情况。先前的章节已经对 ASL 灌注图像的采集和处理流程做了概述。同样，也可以利用类似的方法来测量同一受试者在不同生理状态下的灌注水平，即在不断变化的实验条件下进行灌注成像，目的是比较在不同条件或任务下灌注水平的差异。设计这样一个 ASL 实验具有很大的灵活性，例如给予受试者持续不断的视觉刺激（如观看视频）或药物（如观察灌注水平随着药物作用的变化情况）。在本章中，我们将介绍一些已经用于 ASL 的实验范式。此外，还会有更加丰富的实验范式亟待探索。

本章所涉及的所有示例都是在个体水平或者至少在不同实验条件下进行灌注差异分析。如果是组内（或组间）重复测量研究，我们会提取每个受试者的灌注参数进行一级分析（first-level analysis），随后将进行二级分析（second-level analysis）以确定灌注水平变化在组内（或组间）是否一致。详细内容将在第 8 章中介绍。

7.1 灌注变化的测量

ASL 技术的优势之一是可以相对快速地进行重复测量（每隔几秒钟

就可采集一次数据）。众所周知，大脑是动态变化的，并且神经血管活动总是处在不断的变化当中，因此，我们感兴趣的是能否从灌注参数当中推测出大脑的活动情况。此类功能磁共振成像（fMRI）技术大多是基于血氧水平依赖（blood oxygenation level dependent，BOLD）效应。BOLD-fMRI 技术依赖于神经活动的增加和与之伴随的生理学上维持神经活动所需氧气需求增加的相关关系。这种效应已经被广泛地应用于不同实验任务或不同实验刺激条件下的行为学研究当中。BOLD 效应本身是由血流灌注、脑血容量和组织中氧代谢率的变化共同产生的结果。

我们期望 ASL 也能提供与 BOLD 相似的信息，但侧重于观察大脑灌注水平的变化。由于 BOLD 效应依赖于血氧水平变化，因此它对引流静脉的敏感度往往要高于显示神经元激活的特殊脑组织区域。作为一种测量脑组织血流灌注的方法，ASL 或许会提供更加准确的空间定位。在实际应用过程中，这两种技术都会对毛细血管网的血流变化敏感，但是在现有空间分辨率的条件下，两者的空间定位差异可能并不显著。此外，BOLD 主要提供不同条件下（静息或刺激）大脑信号变化的相对值，而 ASL 可以提供灌注变化的绝对值。这就意味着，利用 ASL 解释灌注的绝对变化比利用 BOLD 解释大脑信号的相对变化更加容易。例如，如果一种药物比另一种药物引起了更大的灌注变化，这可能提示其具有更强的疗效，而 BOLD 信号改变却无法得出相似的结论。

常见的 BOLD-fMRI 实验在每隔 10 ~ 40 s 就会交替一次任务或刺激条件以尽可能快地采集图像。在 ASL 实验中可以采用类似的实验范式，并采用一般线性模型（general linear model，GLM）进行类似于 BOLD-fMRI 的数据处理过程，详见第 7.2 节。这种静息与任务交替的组块设计主要应用于 BOLD-fMRI，即使在较短时间尺度的 fMRI 实验中，随着时间的推移 BOLD 信号也并不稳定，例如 BOLD 信号强度在实验过程中会因磁共振扫描仪发热而出现信号漂移。这意味着比较单次实验的 BOLD 信号变化可能并不准确，因此需要在 BOLD 信号相对稳定的时间段内穿插静息、任务或刺激组块。

ASL 信号在试验过程中是稳定的，主要原因有两点：首先，ASL 灌注信号是对图像进行减影的结果，因此消除了图像强度中任何偏移的影响；其次，ASL 获得的是灌注的绝对测量值，因此消除了与磁共振扫描仪设置相关的一系列混杂效应对结果的潜在影响。事实上，当不在同一时间段甚至不在同一天扫描时，采集的信号强度也会表现出差异。例如，在已经发表的静息条件和刺激条件相隔数周的研究当中，ASL 结果的一致性要优于 BOLD-fMRI，特别是在不能利用交叉设计的 BOLD-fMRI 实验当中更是如此，如涉及静脉给药的研究。

　　ASL 研究可以通过灵活掌握不同的静息或刺激时间来研究特定的科学问题。这些研究基本上是"一过性"的任务或刺激引起的灌注变化，并不包含短时间内或重复很快的任务变化。例如，研究药物引起灌注变化的药理学研究，或有氧运动及执行学习任务时引起灌注变化的生理学研究。

　　由于存在标记血流以及等待标记血流到达观测位置的综合因素，ASL 测量所需的时间［重复时间（TR）］要比 BOLD-fMRI 更长。这会降低数据的采集速度，尤其是需要采集标记-对照配对图像会使情况变得更糟。一个完整的 ASL 采集需要 7 s（尽管应用 pASL 或者短标记时间的 pcASL 可以实现更快速度的采集，但这样会降低信噪比）。相比之下，BOLD-fMRI 的信号采集可以在不到 1 s 的时间内完成。尽管 ASL 数据可以成功提取静息态波动信息，但是 ASL 可能并不适用于快速改变或与功能连接相关的微小振幅变化的静息态 fMRI 研究。

　　最简单的用于测量灌注变化的 ASL 实验设计在数据分析起来也相对容易。在不同条件下采集的 ASL 数据可以利用先前章节中所描述的方法计算每种条件的灌注图（以及其他相关图像）。示例框 7.1 中显示如何在静息状态和单独执行任务时分析受试者的灌注状态。该示例的目的是观察组内或组间差异，即在不同条件下，可以用 GLM 对每个受试者的多个灌注图像进行组分析，如第 8 章所述。此外，我们还将在本章中详细阐述其他需要特定分析的实验设计：研究事先不明确灌注变化时间过程的刺激响应，如对疼痛刺激的反应研究。

示例框 7.1　任务态下的灌注变化

　　图 7.1 显示了利用 ASL 研究单个受试者同时接受视觉刺激（观察闪烁棋盘）和进行手指敲击任务时的绝对灌注变化。图 7.2 中将两个条件之间的差异映射在该受试者的结构像中。

　　这些数据的采集与第 4 章中的多 PLD 数据类似，共包括 2 min 静息态 ASL 采集和 2 min 任务态 ASL 采集（每组 96 幅图像），以及另外用于图像校准的质子密度加权像。随后，将分别计算生成的静息态和任务态灌注图相减得到了图 7.2 中的结果。静息态和任务态之间的灌注差异噪声相对较大，通过调整阈值去掉小于 20 ml/（100 g · min）的变化来实现图像可视化。本例中局部灌注值的增加达到了 50 ml/（100 g · min），说明任务刺激是有可能引起大脑灌注发生较大变化的。

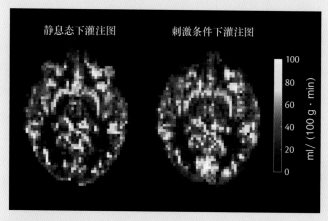

图 7.1 利用多 PLD pcASL 测量静息和刺激条件下的灌注图像（在刺激条件下，单个受试者同时接受视觉刺激并执行手指敲击任务）。可以观察到与视觉刺激相关的大脑后部枕叶皮质的灌注增加

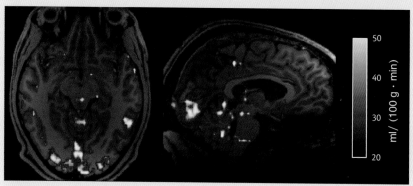

图 7.2 利用多 PLD pcASL 测量静息和刺激条件下的灌注差异（单个受试者同时接受视觉刺激并执行手指敲击任务）。仅显示大于 20 ml/（100 g · min）的变化（抑制噪声信号）。在刺激条件下枕叶皮质的灌注增加值高达 50 ml/（100 g · min），而运动相关脑区的灌注变化却并不显著

在相关网站（www.neuroimagingprimers.org），您可以查询此示例中的数据，以及有关如何计算灌注图像和差异图像的说明。

在利用 ASL 测量与个体生理状态有关的灌注变化时，要特别注意确保 ASL 结果反映的只是灌注状态的变化。虽然 ASL 可以作为一种相对稳健的生理测量技术来对大脑灌注进行绝对测量，但是一些引起非灌注变化的其他刺激也会改变 ASL 的信号幅度。主要情形如下：

- 大脑供血动脉流速的变化。正如我们在第 2 章中提到的，pcASL 标记效率对标记动脉的流速非常敏感。例如，药物干预引起血流速度的变化可能会误导我们认为灌注发生了绝对变化。我们将在第 7.5 节中讨论脑血管反应性的相关研究，即通过改变大脑供血动脉的流速来诱导机体生理发生变化。为了控制这种情形，一些研究通过相位对比成像来估计动脉血流速度。值得注意的是，尽管流速可能会改变不包含 QUIPSS II 脉冲的标记持续时间，然而 pASL 对此效应可能并不敏感。
- T_1 值的变化。药理学干预可能会改变血液或组织的 T_1 值，进而引起灌注发生变化。在实际中所观察到的 T_1 值的变化对 ASL 的定量灌注测量影响不大。然而，在对比正常组织和病理组织时，这些差异就显得极为重要。

7.2　使用 GLM 分析数据

我们已经注意到，ASL 可以采用在 BOLD-fMRI 中典型的交替实验设计。这包括固定或非固定间隔的重复刺激（任务）和静息设计。对于简单的实验，可以将静息态数据与刺激（任务）态数据分开，分别计算灌注图像，这对于 BOLD 来说通常是不可行的。在这种情况下，要避免在实验条件发生变化时采集数据（如从静息态到任务态的转变），因为在此期间灌注也可能发生变化。然而，这些实验条件的变化可以通过 GLM 分析来解释。

可以利用 GLM 来分析包含不同条件相互作用的更加复杂的实验，BOLD-fMRI 也常用此类方法，详情可在线浏览"神经影像学一般线性模型简介"。利用 GLM 分析 fMRI 数据的基本原则是线性模型是由描述数据预期时间过程的分量构成，例如，反映刺激和静息之间交替产生的"开或关"活动的分量。通过线性模型计算并得到数据中每个分量的幅度来量化其"效应大小"。模型中得到数据预期的信号分量通常被称为"解释变量"或"回归变量"，并在"设计矩阵"中排列在一起；设计矩阵示例在

图 7.3 展示。对于 BOLD 数据，任务时间序列（开或关）均与血流动力学响应函数（hemodynamic response function，HRF）相结合，该函数反映了大脑活动和 BOLD 响应之间假定的生理关系。大脑活动和灌注之间的联系与灌注本身是不同的，因此与 BOLD-fMRI 相比，需要不同的 HRF 分析 ASL 数据。

ASL 数据包含一系列交替出现的标记和对照图像，因此仍然需要减影的方法。减影既可以在 GLM 分析之前完成，也可以将其直接构建到 GLM 中作为设计矩阵的一个分量，由特定的解释变量（explanatory variable，EV）来完成，该变量在－1 和＋1 之间交替，其中－1 表示标记，＋1 表示对照；如图 7.3 中设计矩阵的第一列。接下来，可以将其与实验设计的时间序列相结合，创建不同条件之间灌注差异的特定解释变量；如图 7.3 的右侧部分。在软件中，可以通过在标记–对照解释变量和实验设计之间创建"交互"解释变量来具体执行。

在具体实践中，静态组织中的 ASL 图像本身也会包含一些 BOLD 相关信号（因为 ASL 图像通常包含 T_2^* 加权）。如果在标记–对照减影后分析 ASL 数据，则会减少这种 BOLD 信号干扰。然而，也可以在单一 GLM 分析中对 ASL 和 BOLD 共同建模，如图 7.3 所示。这样做的优点在于能够获得每个组分的结果输出：

1. BOLD 激活图（静息态和任务态的统计学比较）；

2. 灌注图像（标记和对照条件的平均差异图）；

3. 灌注激活图（任务态与静息态相比标记和对照图像的差异）。

ASL 采集过程中的 BOLD 效应可能比一般 BOLD 实验弱，主要是因为 ASL 使用了较短的 TE，在最大化 ASL 信号强度的同时降低了 BOLD 所需的 T_2^* 加权像。在 ASL 中使用背景抑制来减少运动伪影和生理噪声（见第 2.4 节），这也会降低 BOLD 信号。为了最大程度地增加 ASL 和 BOLD 效应两者的比重，有必要设计一个特殊的采集序列，如双回波 ASL-BOLD 序列，详见第 7.5 节。

7.3　时变响应

大量实验证实利用 ASL 可以得到灌注的时变响应，一个很好的例子是疼痛刺激后不同脑区灌注状态发生的动态变化。这种类型的实验设计

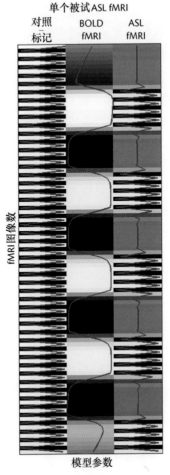

图 7.3　利用 GLM 对任务态 ASL fMRI 数据的一级分析。此设计矩阵是"组块设计"，即实验是在静息和任务之间重复交替的（总共 5 个循环）。每行代表实验期间的不同时间点，因此伴随着从图表顶部到底部进行的时间，会有一系列的 fMRI 数据。中间列代表实验设计。在该图中，每列中的色标（黑-白）和叠加线（红色）表示解释变量的大小，其中 0（黑色）表示在给定时间点对来自解释变量的信号没有实际贡献。在此示例中，三列分别对应三个"解释变量"，表示数据中预估的时间过程。第一列（左）反映在 ASL 标记-对照对中得到的标记-对照差异，因此代表（静息）脑灌注的贡献。第二列（中）反映由实验设计产生的 BOLD 效应（静息态组织信号分量中得到）与相应血流动力学响应函数的卷积情况。第三列（右）反映实验任务部分的预期灌注差异，这是通过计算第一列和任务-静息时间过程之间的"交互分析"来得到的（任务-静息时间与血流动力学响应函数结合，得到第二列中的 BOLD 效应）

与第 7.2 节中的设计有所不同，因为我们没有对灌注响应的时间过程有一个明确的期望（这是我们想要从数据中得出的结果）。由于信噪比的限制，ASL 数据不能可靠地在单次测量时均得到准确的灌注结果（即单次标记-对照减影的结果）。通过将数据划分为包含多个标记-对照的采集周期（epoch），并作为完整数据的子集，进而可以计算出灌注图像。这些子集可以叠加，甚至可以将此方法用于多 PLD 数据，从而提取 ATT 值。通过该方法获得的单个灌注图像仍然比从完整数据中导出的单个灌注图像的噪声更强，得到的结果可能更加难以解释。可以通过延长采集周期的时间来获得更好的信噪比（如获得更多的标记-对照图像），但这是以牺牲时间分辨率为代价的，因为每个得到的灌注图像将会对应于更长的采集周期，因此会掩饰灌注瞬时变化的结果。示例框 7.2 中展示了基于时间点划分静息态 ASL 数据的示例。另一种方法是采用 GLM 分析方法，该实验设计无须预测时间过程。

示例框 7.2   单 PLD pcASL 时间分析图

图 7.4 显示了第 1 章中的单 PLD pcASL 数据，将其划分为 10 个测量周期，然后在每个时期内进行灌注量化。从 30 个标记-对照对中生成了 5 个时期，每个时期包含 10 对，但是与前一个时期重叠 5 对。在这种情况下（受试者处于静息状态），所有时期的灌注看起来是相似的，但是后期比前期略有增加。

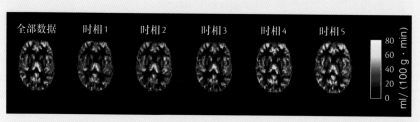

图 7.4   第 1 章中的单 PLD pcASL 数据被划分为包含 10 个标记-对照差异图像和灌注量化的不同周期。通过目测检查，可以识别灌注水平随时间变化的大脑区域。可以利用统计学方法比较这些周期，这将是"组内分析"（或一级分析）的一个实例。

在相关网站（www.neuroimagingprimers.org）上，您可以获取该数据集，并获得如何在数据不同周期内进行量化灌注的指导说明。

7.4　双回波 ASL-BOLD

双回波 ASL-BOLD 是一种 fMRI 方法，目的是通过结合 ASL 和 BOLD 数据来最大化灌注效应和 BOLD 效应的信号。在第 7.2 节中曾介绍过标准 ASL 数据中包含 BOLD 信号成分，在静态组织信号中可以分离 BOLD 和 ASL 效应（利用减影方法提取 ASL 分量，BOLD 分量则包含在残余静态组织图像中）。然而，此时必须在数据采集的回波时间上做出权衡，因为较短的回波时间会得到更多的 ASL 信号，而较长的回波时间会增加 BOLD 效应（直到最佳时间，超过该时间两者信号都减小）。一个实际的替代方案是双回波 ASL-BOLD 序列，它是通过在读出时相创建 2 个回波来有效地实现双数据采集。第一个回波（约 10 ms）主要采集 ASL 信号，而随后的回波（约 30 ms）则有利于 BOLD 信号采集。

此类数据的分析通常使用 GLM 来进行，如同 BOLD-fMRI，因为实验设计可能适合 BOLD-fMRI 的交替静息–激活模式。尽管联合分析也可以在短 TE 处观察到残余 BOLD 效应，在长 TE 处观察到 ASL 成分，但双回波数据通常分别对短 TE 数据进行灌注分析以及对长 TE 数据进行 BOLD 分析。双回波 ASL-BOLD 的挑战之一是理想 ASL 信号和理想 BOLD 信号之间的权衡。特别是，BOLD 信号通常源自使用背景抑制 ASL 采集中被抑制的静态组织信号。因此，我们不能在双回波 ASL-BOLD 序列中添加背景抑制。在实际工作中，一些证据表明，通过抑制减影伪影（减少 ASL 生理变异性和运动伪影）的收益会超过应用某种程度的背景抑制所造成的 BOLD 信号损失。

7.5　脑血管反应性

脑血管反应性（cerebrovascular reactivity，CVR）实验是基于特定任务的 ASL 实验之一，主要用于检查某种生理反应而不是潜在的功能性神经血管耦合过程。事实上，这种"反应性"代表了脑血管系统响应需求增加血流灌注的能力，而不是反映某种特定任务时所获得的灌注增加能力，例如一个视觉刺激任务。因此，CVR 实验主要关注全脑血管刺激产生的灌注变化，即刺激应该影响整个大脑的灌注状态。与本章涉及的其他任务态示例一样，CVR 实验包括一段休息时间和一段刺激时间，在这两种状态下都会采集 ASL 信号。CVR 被计算为生理条件之间灌注的差异，这些信号强度差异要用静息灌注来度量从而得到百分比差值。虽然我们认为 CVR 是一种测量脉管系统响应需求能力的方法，但所计算出的结果是正（响应刺激的灌注增加）或负（响应刺激的灌注减少）取决于所使用的刺激范式，例如，咖啡因可以减少全脑灌注。

众多血管刺激范式可用于 CVR 实验，经典的 CVR 实验是让受试者服用乙酰唑胺。这种药物可以引起血管舒张，而血管扩张又会导致血流灌注增加，这是由一种已确认的被称为 Grubb 定律（稳态下的血流和血容积相互关联）的现象引起的。此外，咖啡因也被确认对脑灌注具有明确的、可测量的影响，并且已经被用于 CVR 研究。另一种常见的 CVR 实验是利用二氧化碳（CO_2）气体作为血管舒张剂。具体措施是诱导受试者产生高碳酸血症（MRI 研究中最常见的 CVR 方法）或低碳酸血症（一种不太常见的血管收缩方法）。呼吸 CO_2 气体的 ASL-CVR 可用于量化血液中每单位 CO_2 分压的灌注变化（通过测量受试者呼出气体中的 CO_2 含量测定）。在健康人的大脑中，CO_2 增加 5% 可以轻松地引起大脑灌注增加 50% 或更高，从而根据 ASL 灌注测量值来计算 CVR。因此，这是一个较为强烈的刺激手段。然而，产生高碳酸血症并不被受试者广泛接受，因为它会引起呼吸短促。表 7.1 列举了 CVR 研究的一些示例和相关研究结果。

表 7.1　与脑血管反应性相关的 ASL 研究汇总（PubMed 检索策略："cerebrovascular reactivity""arterial spin"，以及"blood flow"或 perfusion）

文章详情	研究详情	基线 CBF [ml/ (100 g·min)]	CBF 变化 [ml/ (100 g·min)]	ASL 脑血管反应性 (% 或 %/mmHg)	PubMed 链接
Heijtel 等（2014）	5% CO_2 气体	51±6.5	13	2.8±1.2	https:// www. ncbi.nlm.nih. gov/ pubmed/ 24531046
MacIntosh 等（2008）	瑞芬太尼（药物）	62±12	22	5.7±1.6	https:// www. ncbi.nlm.nih. gov/ pubmed/ 18506198

（续表）

文章详情	研究详情	基线 CBF[ml/(100 g·min)]	CBF 变化[ml/(100 g·min)]	ASL 脑血管反应性(% 或 %/mmHg)	PubMed 链接
Vidyasagar 等（2013）	咖啡因	38±5	−7	−2.1±1.8	https://www.ncbi.nlm.nih.gov/pubmed/23486295
Yun 等（2016）*	乙酰唑胺（药物）	39±14	5	−8±4%	https://www.ncbi.nlm.nih.gov/pubmed/26197057
Bokkers 等（2010）*	乙酰唑胺（药物）	45±2	16	36±3%	https://www.ncbi.nlm.nih.gov/pubmed/20574097
Inoue 等（2014）	乙酰唑胺（药物）	49±6	49	44±8%	https://www.ncbi.nlm.nih.gov/pubmed/24371025

* 代表患者研究

　　如第 7.1 节所述，除了灌注自身以外，利用 ASL 还可以测量某些生理学变化引起的灌注变化。这与通过使用药物来产生灌注变化的 CVR 研究特别相关，但这些药物一般是通过改变脉管系统的性质来起作用的，例如引起血管扩张。因此，脑供血动脉的流速可能会发生变化，这继而又会对 pcASL 标记方案的反转效率产生影响。对于 CVR 实验来讲，使用单独的反转效率或流速测量来控制此效应可能极为重要，但到目前为止还没有确切的方法。理论上，使用 QUIPSS Ⅱ 或等效方法限制标记持续时间的 pASL 对此不太敏感。但是，如果血液流速充分增加，则标记的血液能在施加 QUIPSS Ⅱ 脉冲之前进入大脑。

小结

- ASL 可用于检测不同条件下的大脑灌注水平变化，包括大脑功能活动和药物干预实验。

- ASL 适用于较为灵活的实验设计。ASL 的定量灌注测量稳定性较高，可以在不同时间点采集并分析不同条件的数据。

- 基于 ASL 的 fMRI 研究，由于 ASL 灌注测量的稳定性，不需要传统 BOLD–fMRI 的组块设计。

- ASL 比 BOLD–fMRI 更适合追踪机体缓慢的变化，例如疼痛反应。然而，与 BOLD 相比，ASL 不太适合追踪在数秒或数十秒内发生的快速变化。

- 基于周期的 ASL 数据分析可用于研究实验过程中灌注的波动和变化，例如不能事先预测响应时间进程的实验（如药物输注实验）。

- 当 ASL 与合适的药理干预措施如乙酰唑胺或呼吸 CO_2 结合使用时，可用于测量诸如脑血管反应性的生理反应。

拓展阅读

- Wang J，Aguirre GK，Kimberg DY，Roc AC，Li L & Detre JA（2003）. Arterial spin labeling perfusion fMRI with very low task frequency. *Magnetic Resonance in Medicine*，49（5），796-802.
  - 这篇论文是最早展示任务态功能 ASL 广泛用途的文章之一。该论文表明 ASL 可以检测到几分钟、几小时甚至几天内由运动皮质激活引起的灌注差异。

- Owen DG，Bureau Y，Thomas AW，Prato FS & St. Lawrence KS（2008）. Quantification of pain-induced changes in cerebral blood flow by perfusion MRI. *Pain*，136，85-96.
  - 这是首次应用单 PLD ASL 生成健康受试者实验性疼痛的灌注图像。

- Segerdahl AR，Xie J，Paterson K，Ramirez JD，Tracey I & Bennett DLH（2012）. Imaging the neural correlates of neuropathic pain and pleasurable relief associated with inherited erythromelalgia in a single subject with quantitative arterial spin labeling. *Pain*，153，1122-1127.

- 这是应用多 PLD pcASL 生成与某种遗传性疾病相关的极为罕见疼痛的图像研究。多 PLD 方法使得单独观察某一受试者的大脑功能成为可能。

- Segerdahl AR，Mezue M，Okell TW，Farrar JT & Tracey I（2015）. The dorsal posterior insula subserves a fundamental role in human pain. *Nature Neuroscience*，18，499-500.
  - 该研究应用多 PLD pcASL 方法来测量持续近 2 h 的与缓慢波动热痛实验相关的 CBF 动态变化。
- Hodkinson DJ，Khawaja N，O'Daly O，Thacker MA，Zelaya FO，Wooldridge CL，Renton TF，Williams SCR & Howard MA（2015）. Cerebral analgesic response to nonsteroidal anti- inflammatory drug ibuprofen：*Pain*，156，1301-1310.
  - 这是单 PLD ASL 方法与非中枢神经系统渗透性药物结合使用的应用实例。
- Woolrich MW，Chiarelli P，Gallichan D，Perthen J & Liu TT（2006）. Bayesian inference of hemodynamic changes in functional arterial spin labeling data. *Magnetic Resonance in Medicine*，56（4），891-906.
  - 当采用双重回波 ASL-BOLD 采集时，这篇文章尝试对 BOLD 以及 ASL 不同信号的联合效应进行建模。
- Ghariq E，Chappell MA，Schmid S，Teeuwisse WM & van Osch MJP（2014）. Effects of background suppression on the sensitivity of dual- echo arterial spin labeling MRI for BOLD and CBF signal changes. *NeuroImage*，103，316-322.
  - 本文研究了应用双重回波 ASL-BOLD 采集时，特别是在应用背景抑制的情况下 ASL 和 BOLD 信号成分的权衡问题。
- Bokkers RP，van Osch MJ，Klijn CJ，Kappelle LJ & Hendrikse J（2014）. Cerebrovascular reactivity within perfusion territories in patients with an internal carotid artery occlusion. *Journal of Neurology, Neurosurgery and Psychiatry*，82（9）：1011-1016.
  - 本文使用乙酰唑胺诱发健康成人和动脉闭塞患者脑灌注增加。结果显示患者组的脑血管反应性受损。正常的脑血管反应大约产生 50% 的灌注增量，而受损时增量仅约 25%。

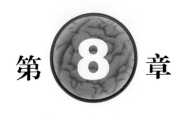

第 8 章

使用 ASL 测量组内和组间灌注差异

在本书中，我们已经介绍了如何使用 ASL 测量个体的大脑绝对灌注值，以及如何使用 ASL 来检测由大脑活动或其他刺激模式引起的大脑灌注变化。在神经影像学研究中，这些结果通常从一组人群中获得，目的是检查组内或组间的灌注水平或灌注变化。这些群体通常代表整个人群或特定亚群，例如具有特定病理学的患者。

在本章中，我们将讨论在使用 ASL 数据进行组分析（group analysis）时需要注意的重要事项。我们将首先介绍最常见的 ASL 组分析场景，该场景中每个受试者有单个绝对灌注图像［即以 ml/（100 g·min）为常规单位］。进一步可以考虑在不同的实验条件或不同生理状态下从同一个体获得多幅图像，如第 7 章所述。

本章的目的不是对所有组分析的细节进行描述。我们假设实验者能够从数据中提取全部的测量值（例如，全脑或特定脑区内的灌注），或者可以像第 3 章中所提到的那样把所有灌注图像都配准到相同的空间（模板或标准空间）。一旦数据格式符合要求，通常利用一般线性模型（GLM）进行组分析，进而表现每个组内的测量或图像之间的关系。模型当中的组分有组别（如患者组或对照组）或诸如年龄、体重指数（body mass index，BMI）等混杂因素。示例框 8.1 显示一个基于 GLM 设计的 ASL 研究。通过拟合数据估计出的 GLM 中各组成部分的大小，反映了在测量中有多少差异可以归因于模型中包含的特定效应。有关 GLM 及其在组分析中使用方式的更多详细信息，可以在线浏览"神经影像学一般线性模型简介"，建议在继续深入阅读之前熟悉相关内容。

示例框 8.1   ASL 组分析中设置 GLM

　　我们通常利用 GLM 来获取数据中的变量，进而解释灌注测量中的差异。设计矩阵的展示有助于 GLM 可视化。矩阵中的"列"代表需要解释的数据特征，"行"则代表单次扫描中的单个被试，因此所有被试会在一行中表示；如果实验中每名被试（如比较患者治疗前和治疗后差异）包含多次数据采集（如多次扫描）时，每名被试的行数也会相应增加。每个 ROI 或体素会被分别计算，也就是说每个 ROI 或体素之间具有不同的 GLM。

　　图 8.1 显示了简单组分析的设计矩阵。该研究包含 2 组（患者组和对照组），因此共有两列。每行中用 0 和 1（分类变量）代表被试属于组 1 或组 2。

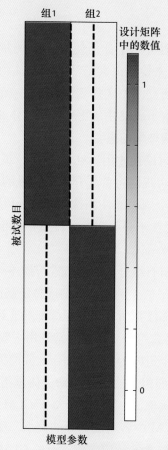

图 8.1　简单组分析（2 组）的可视化设计矩阵。请注意，这里设计矩阵的颜色不同于图 7.3，这里的行代表实验中的被试，而不是实验中的时间点

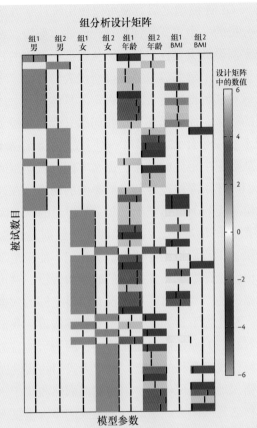

图 8.2　显示了更加复杂的设计矩阵。该模型中有 8 个参数，分别用 8 列进行表示，可以分别计算组间、性别、年龄及体重指数（BMI）的效应。此外，还有其他形式可以表示相同的变量，但是这依赖于组间的特征以及特殊的假设

　　图 8.2 显示了一个更加复杂实验的设计矩阵。每行依旧代表不同的被试。1 ~ 4 列为分类变量，用 0 或 1 表示。被试此时可以被分类为 4 组中的某一组，可以进一步寻找组间或是性别差异。因此，该研究不仅可以得到患者组与对照组灌注间的统计学差异，也可以进一步发现女性是否高于男性等。5 ~ 8 列为年龄和 BMI 的连续性变量，这些"混杂变量"可能会产生一些与原假设无直接关联的阳性结果，因此可以去除这些潜在效应对实验的影响，这就是引入这些"混杂变量"的意义。请注意，5 ~ 8 列的数据是被"中心化"处理过的，即每列数据的总和为 0（该模型中的变量都在平均值附近，与变量相关分析时是类似的）。

在数据拟合入 GLM 模型之后，便可以使用统计学方法检验效应是否显著。任何统计分析的一个重要特征是首先陈述零假设，在神经影像学分析中很容易忽视零假设的重要性。然而，从数据中得出的任何结论都是有意义的，前提是您充分了解并尊重零假设所代表的含义。零假设是研究者在灌注数据分析后对其数据进行肯定或否定的具体描述。通常，零假设不能得出我们期望的结果，而是描述了在我们感兴趣的假设（也称为替代假设）错误的情况下会发生什么。例如，我们假设患者组额叶脑灌注较低，这就是我们想要从数据中得到的结果，那么零假设就是组间没有差异。在这个例子中，我们陈述了灌注差异和可能影响的脑区。在这种情况下，方向（下部）和定位（额叶）都是基于已知文献报道的"正确猜测"。

在定义了零假设的情况下，我们随即测试数据是否支持零假设。可能会出现两种结果：①我们拒绝零假设；②我们不能拒绝零假设。首先考虑后者，我们得出结论即数据不支持我们的原始假设。这可能不是因为我们最初的假设是错误的。我们可能根本没有获得足够的数据来排除噪声或个体差异的影响。相比之下，如果数据不支持零假设，我们"拒绝"零假设，这并不意味着我们的原始假设是正确的，因为可能有另一种我们没有考虑到的因素来解释我们看到的效应，但它为我们的假设提供了支持。

我们可能会错误地拒绝原假设，因为我们偶然收集了一个不符合零假设的数据集；这称之为假阳性。然而，无论我们多次重复测量，总会出现由于噪声或正常的随机变化而导致明显极端值的情况。可以用假阳性率代表这种情况发生的可能性，这是我们在分析中需要控制的。因此，我们至少需要设置一个概率阈值，即使它偶然为真，我们也可以拒绝零假设。

在影像学研究当中，除重复图像采集次数之外，假阳性还有另一层含义。每个图像包含与图像中的不同体素相对应的数千个测量值。由于进行了大量的测量，偶尔在体素子集中观察到具有显著统计学意义的效应是非常容易的。因此，对于神经影像学数据的统计检验，至关重要的是要正确地控制这些多重比较结果，对于 ASL 数据而言也是如此。在神经影像学分析中有很多控制多重比较的方法，其中大多数方法利用了神经影像分析中的一组比较假设，即一组空间中邻近的体素都显示出同样的效应，从而支持该处效应是显著的。这些方法在任何可以进行统计学分析的软件中都已实现，并可以非常容易地使用。

在组分析灌注数据时要了解大脑生理学方面的知识。例如，如第 6 章所述，白质 CBF 明显低于灰质 CBF，该比率通常为 1∶3 或者更低。正如我们所看到的，这会产生部分容积效应，并解释了为什么灌注图像看起来非常像灰质图像。这些知识也有助于指导组分析，因为白质中的低信噪比意味着它将需要更多的测量（更长的采集和更多受试者的组合）才能够观察到显著效应。然而，仅限于灰质的分析结果会更加可信，尽管 ASL 数据由于分辨率的原因仍将包括一部分白质体素。

8.1　基于 ROI 或基于体素分析

组分析一般包括两种方法：①基于感兴趣区域（ROI）；②独立地考虑每个体素。通常，在文献证实的一组脑区灌注被改变时要选择 ROI 分析，例如测试一组受试者在学习演奏乐器时运动和听觉脑区灌注是否发生变化。另外，在寻找大脑中产生差异的脑区位置以及确定效应的空间范围时要选用基于体素分析方法。表 8.1 显示了这两种方法的优缺点。

表 8.1　比较基于感兴趣区域（ROI）和基于体素 ASL 组分析的优点和缺点

组分析	优点	缺点
基于 ROI 分析	■ 实现方便：可以自由选用统计学软件进行分析 ■ 方法学严格：应用先验模板定义 ROI ■ 容易解释：ROI 内平均灌注值降低、增加或不变	■ 完整定义所有 ROI 是有挑战性的，有可能遗漏重要的 ROI ■ 如何引入部分容积效应作为协变量仍不清楚
基于体素分析	■ 敏感性高：每个体素都可以被纳入研究 ■ 洞察力强：可以定义灌注改变的空间模式 ■ 方法多样：多重测量及更多体素的多变量分析	■ 多重比较时会增加假阴性结果的发生率，特别是在较小效应值的体素中

很大程度上，ASL 分析的选择与任何其他神经影像学研究的选择相同，例如使用 BOLD-fMRI 或弥散张量成像的研究。ASL 的不同之处在于只要数据校准正确，ROI 内的图或值就是灌注的定量测量值。这意味着不仅可以从 GLM 分析中寻求统计学上显著的差异或影响，而且还可以根据有意义的生理指标来量化该影响的大小。

8.2　图像对齐

要使组分析有意义，每个灌注图像必须与标准坐标空间对齐，以便在等效的脑区内进行统计比较，即保证组内在体素水平的解剖结构相同。最明显的是基于体素的分析，需要确保在所有受试者大脑相同位置的 GLM 内进行比较。此外，在许多基于 ROI 的研究中也很重要，因为 ROI 通常来自脑区图谱，这些图谱将在一些现有的标准或模板空间中定义。

图像对齐需要将数据配准到模板或标准图像中。最可能的方式是将受试者的低分辨率 ASL 数据配准到其结构像中，再配准到结构模板上，如第 3 章所述。您应该始终考虑使用哪种大脑模板；使用标准的解剖参考图像（如 MNI152 标准大脑）可能是合理的，但合理程度取决于受试者。例如，老年人的大脑与青年人的大脑完全不同。因此，您可以选择直接从受试者生成模板图像，如组平均值图像，或者使用另外已创建好的模板。

对于组分析来说，图像通常要全部转换为与标准或模板图像相同的分辨率。由于这通常基于结构像的某种形式，因此它具有比原始 ASL 数据高得多的分辨率。在应用标准或模板空间定义的一系列 ROI 时，使用这种更高分辨率图像是非常实用的，因为这避免了对每个 ROI 进行插值，否则可能导致根据变换和插值结果生成 ROI 的最终模板增加或减少。在基于体素分析当中，在解释组分析结果时应该更加谨慎，因为灌注差异或灌注效应图的表观分辨率将远高于数据的原始分辨率。一般将空间平滑应用于变换的灌注图像以进行基于体素的组分析，这样有助于抑制噪声，但也同时降低可被发现的空间特异性。

8.3　绝对或标准化灌注图像

作为进行组分析之前的最后一个步骤，信号强度标准化是文献中用于各种神经影像学方法的常见方法。然而，与其他方法不同，ASL 提供了灌注的绝对定量测量；因此，信号强度标准化不是必需的步骤，否则组间效应的绝对差异会丢失，尽管在某些情况下仍然是可行的，我们将在本节中介绍这一点。

信号强度标准化是一种保证每幅图像具有相同全局值的策略：也就是说，体素水平（通常是整个大脑平均值）得到的某些测量值在所有受试者是相同的（任意）数字。当受试者之间的大脑信号强度因不能轻易调整或量化而表现出不同时，这种方法就是有必要或是有价值的。例如，对于

SPECT 或 PET，需要在采集期间对动脉血进行采样以生成绝对的灌注图像。这将包括额外的设置，并且患者不能很好地耐受，因此实验者经常不做这部分工作。所以 PET 灌注图像是相对强度单位，取决于受试者个体、扫描仪和采集参数等，并且需要在组分析之前参考每个受试者的设定值。实际上，对没有信号强度标准化的 PET 灌注数据进行组分析时，可能会生成非常奇怪且无法直接采纳的结果。

正如我们所见到的，ASL 的灌注量化不涉及动脉血采样或其他繁琐的程序——绝对测量仅需要来自校准图像的附加信息。对于灌注的绝对值，我们已经控制了由扫描仪引起的变化，因此不需要信号强度标准化来校正这种效应。

尽管如此，信号强度标准化在 ASL 中仍然有用，目的是减少由于生理变异引起的受试者之间全脑的灌注变化。如果个体间的全脑灌注值差异很大，这将导致个体间体素水平的灌注变异性很高，从而影响我们在组分析中检测特定差异或感兴趣区的敏感性。因此，标准化全脑信号可以提高体素水平检测效能。由于基本上所有受试者的全脑信号基本相等，这就让我们失去了量化全脑信号差异的能力。因此，在比较患者组和对照组时，疾病很有可能引起患者灌注发生全脑变化，而这也是我们想要检测的。然而，在另一方面，个体之间的变异性很大，以致无法检测特定脑区的局灶性变化，除非事先使用信号强度标准化校正了这种变异性。

由实验者选择信号强度标准化的参数。在大多数神经影像学方法中是取整个大脑的平均值。然而，这并不适用于灌注测量，因为会受到灰质和白质比例以及每个人 CSF 的影响（如第 6 章所述）。更常见的选择是使用平均灰质灌注方法，采用灰质模板进行计算。这仍需十分谨慎，因为生成的灰质模板将会对计算结果产生影响，并且基于当前 ASL 数据分辨率基本不可能创建"纯粹的"灰质模板。如第 6 章所述，应使用积分（而不仅仅是线性插值）将结构图像中灰质的部分体积估计值转换为 ASL 数据的分辨率，进而选择灰质的阈值。需要注意的是，虽然通过使用标准或模板空间较高分辨率的图像来定义灰质模板，但部分容积效应仍然存在于 ASL 数据中，并仍将影响对灌注值的计算。

8.4 参数与非参数统计

对于大多数脑灌注研究来说，普通的参数统计是较为合适的，这是由于样本中灌注值的概率分布应当符合参数统计的假设。然而，越来越多的神经影像学研究正向组间非参数统计发展，主要由于这不需要对数据的变异性做出严格假设。有很多理由证明并推荐在 ASL 组分析时采用非参数统计方法。

在大多数情况下，对 ASL 数据进行参数统计是合理的。大脑灰质中的灌注值一般在平均值上下均匀地变化，通常在（50 ~ 70）ml/（100 g·min）之间，我们平时测得大脑灰质中的平均灌注水平是 60 ml/（100 g·min）。基于体素水平测量的灌注差异来源于受试者之间真正的差异和噪声，我们可以合理地预期给定群体内灌注值的正态分布情况。因此，随着样本量的增加，灌注值则会表现出非常漂亮的钟形分布。然而，如果概率分布直方图与组内均值表现出明显的偏差，这就意味着要用非参数统计进行组分析。

值得注意的是，虽然我们期望同一受试者或不同受试者之间的灌注值变异性满足正态分布，但灌注值的变化很可能不尽相同（例如实验刺激或疾病引起的灌注变化）。在正常生理条件下，脑组织中的灌注值不可能为零，并且长时间的低灌注水平可能会导致神经元损伤，但灌注值并没有一个如此严格受限的生理学上限。因此，在神经元活动时，我们有可能在大脑相应区域内观测到灌注值增加 50%，而在正常健康情况下不大可能观测到低于基线水平 50%。出于这个原因，在脑功能研究当中，对灌注效应合理的预测应是偏态分布的。同样地，健康受试者和患者之间的差异也可能表现出偏态分布。

较为常用的非参数统计方法称为置换检验，这是 ASL 组分析中较为严格的一种方法。该方法无须假设每个体素中的灌注值符合正态分布模型。这一点很重要，因为与许多低信噪比测量方法一样，ASL 数据当中很可能具有未经考虑的结构化噪声或其他未知因素。示例框 8.2 中展示了利用参数和非参数统计方法进行 ASL 组分析的示例。

示例框 8.2　组分析研究任务态灌注变化

在示例框 7.1 中，研究单个受试者视觉刺激和运动任务（双侧手指敲击）共同引起的灌注变化。共有 8 名被试进行了相同的实验。既可以通过计算每个受试者的灌注差异来得到组平均值，也可以将其分为两组进行配对检验（静息和刺激）。

图 8.3 显示了组间 MNI152 标准空间内刺激引起灌注增加的平均值；采用较低阈值 [5 ml/（100 g·min）] 时发现枕叶皮质和运动皮质的灌注值增加，但需要进一步地检验该变化是否具有统计学差异。

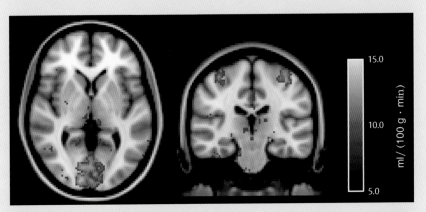

图 8.3　在结合视觉刺激和手指敲击任务的条件下，使用多 PLD ASL 方法发现 8 名受试者枕叶皮质和运动皮质的灌注值增加，但此处并未给出该变化的统计学差异。结果展示于 MNI152 标准空间。

在相关网站（www.neuroimagingprimers.org）上，可以找到本研究的原始数据，及如何进行灌注变化组分析及相关统计学检验的方法说明。

8.5　灌注的其他参数

截至目前，我们更专注于对单 PLD 或多 PLD ASL 采集灌注值的组分析。在第 4 章中，使用多 PLD ASL 也可以得到与其他血流动力学参数有关的信息，并进行组分析。除 CBF 以外，在组分析中最有可能用到的是 ATT。对于特定数据集或群体来说，ATT 是更加稳定的参数之一，另外在灌注差异不显著时 ATT 也可发生变化，因此，ATT 可以发现灌注差异不显著时的组间差异。例如，ATT 代表的是标记血液从标记区域到相应体素之间的时间度量，它反映的是提供血流的脉管系统信息而不是大脑灌注本身。在一些患者当中，脉管系统的异常可能会引起 ATT 发生变化，但是基本不会引起维持正常大脑功能的灌注水平发生变化。

可以利用与灌注数据相同的方法进行 ATT 组分析。为了保证一致性，ATT 数据和灌注数据的组分析流程应该相同。由于在组分析中分析量"加倍"了，在进行多重比较的校正时要注意对相同数据进行了 2 次统计检验。在某些软件包中可以进行多变量组分析，例如在组分析时同时观测每个体素的 ATT 和 CBF 值，而不是分别对两个单变量进行组分析。

8.6 部分容积效应和组分析

在第 6 章中，我们讨论了部分容积效应和校正策略。这在组分析当中是非常重要的，这将导致个体间与大脑结构（而不是灌注本身）相关的体素水平的灌注变异。在进行组分析时，虽然可以将个体的解剖结构与标准脑模板空间配准、对齐，但是这仍不能克服与大脑皮质结构相比，较大的 ASL 体素所产生的部分容积效应。因此，即使可以在个体之间实现所有的脑沟和脑回的完美配准，仍然可能出现这样的情况，例如，在一名受试者某体素测得的灌注值主要来源于灰质，但在另外一名受试者中该体素的主要灌注来源却恰好是白质，在这种情况下，即使每名受试者在该脑区具有相同的灰质灌注值，在标准脑模板空间中报告的灌注值也会不同。图 8.4 展示了包含 50 名个体的群组在 MNI125 标准空间（2 mm）中每个灰质体素的部分容积效应变化。有关详细信息请参见框 8.1。值得注意的是，在大脑皮质中灰质部分容积效应的变化是有可能大于 15% 的，这将对应于个体之间大脑结构差异所带来的 10 ml/（100 g·min）的灌注变化［大脑灰质中的平均灌注水平是 60 ml/（100 g·min）］。

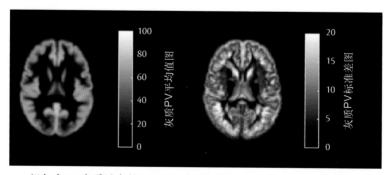

图 8.4 一组包含 50 名受试者的 MNI152 标准空间（2 mm）的灰质部分容积（PV）平均值图（左）和标准差图（右）

> **框 8.1**　组内灰质部分容积效应的变异性
>
> 　　图 8.4 中展示组分析时灰质部分容积效应对灌注的影响。在高分辨率的 T_1 加权像（各向同性体素尺度 1 mm）中计算出灰质的部分容积值，将其插值到经典 ASL 分辨率的图像中（各向同性体素尺度 3 mm），然后利用非线性变换将其转换到 MNI152 2 mm 标准空间当中。图像中展示了组内每个体素的平均值和标准差。事实上，某个体素的标准差图像（模板空间指定的体素）反映了该体素组内的个体差异。这将显著影响测量的灌注值，这些差异很可能会引起组内灌注值发生实质性的变化，从而降低了发现组内（或组间）真实灌注情况变化的能力。

　　由于实际测量的灌注值变异性可能会高于灰质当中潜在的变异性，因此，最后得出的灌注值不仅要比预期值低，而且检测这种差异大小会更加地困难。原则上来讲，在组分析之前进行部分容积效应校正将会提高统计学上发现灌注差异或变化的能力。当然，这是建立在校正过程中没有引入其他不确定性因素的前提下，例如部分容积估计中所带来的误差。目前，文献中还没有足够数量的应用部分容积校正的实例，这所带来的好处尚未完全得知。在某些指定研究当中尝试部分容积校正或许是有用的，但常规研究当中还是推荐不进行部分容积校正。在与年龄因素相关的研究或是痴呆症的研究当中进行部分容积校正可能是非常重要的。因为大脑结构随时间的变化（即脑萎缩，灰质体积减少）将导致部分容积效应产生系统差异，这些差异表现出的"灌注变化"或许会掩盖组分析中得出的实际灌注变化。

小结

- 对 ASL 数据进行预处理和量化后方能进行组分析。
- ASL 与其他神经影像学研究的组分析基本原理相同。
- 参数统计仍被广泛应用到灌注数据的组研究当中，而非参数统计被越来越多地用于神经影像学研究的所有领域。
- 识别并最小化受试者之间由于外在因素导致的 CBF 差异是非常重要的。其中一种方法是通过对信号强度的标准化，这通常选择平均灰质灌注值作为参照，但是却失去了绝对灌注差异的相关信息。

- 多 PLD ASL 数据可以得出其他血流动力学参数，如 ATT，也可用于组分析。
- 部分容积效应可能引起受试者之间更大的变异性，从而降低发现细微灌注变化的能力。然而，校准也可能会引入其他不确定的因素，因此需谨慎对待。

拓展阅读

- Mersov AM，Crane DE，Chappell MA，Black SE & MacIntosh BJ（2015）. Estimating the sample size required to detect an arterial spin labelling magnetic resonance imaging perfusion abnormality in voxel-wise group analyses. *Journal of Neuroscience Methods*，245，169-177.
    - 本文展示了使用参数和非参数单变量体素统计时 ASL 的模拟结果，并进一步计算出检测灌注值缺失以及识别假阳性和真阳性结果时所需的最小样本量。
- Owen DG，Bureau Y，Thomas AW，Prato FS & St. Lawrence KS（2008）. Quantification of pain-induced changes in cerebral blood flow by perfusion MRI. *Pain*，136，85-96.
    - 本文首次应用单 PLD ASL 生成健康受试者实验性疼痛的灌注图像。它采用灌注测量参数统计的组分析方法。
- Segerdahl AR，Mezue M，Okell TW，Farrar JT & Tracey I（2015）. The dorsal posterior insula subserves a fundamental role in human pain. *Nature Neuroscience*，18，499-500.
    - 本研究应用多 PLD pcASL 方法来测量持续近 2 h 的与缓慢波动热痛实验相关的 CBF 动态变化。利用组分析方法，探究大脑中哪些区域能够独特地追踪疼痛体验的基本特征。
- Yoshiura T，Hiwatashi A，Noguchi T，Yamashita K，Ohyagi Y，Monji A，Nagao E，Kamano H，Togao O & Honda H（2009）. Arterial spin labelling at 3-T MR imaging for detection of individuals with Alzheimer's disease. *European Radiology*，19（12），2819-2825.

■ 本文采用 3T pASL QUASAR 展示了对照组和阿尔茨海默症患者组之间的 CBF 差异。在事后检验时，作者发现在组分析中使用信号强度标准化后的 CBF 图可以提高组间检测的灵敏度。但是需要注意的是，当采用两种方法分析数据时，不能只报告自己最喜欢的结果，而是要报告所有的结果。

■ Binnewijzend MA，Kuijer JP，Benedictus MR，van der Flier WM，Wink AM，Wattjes MP，van Berckel BN，Scheltens P & Barkhof F（2013）. Cerebral blood flow measured with 3D pseudocontinuous arterial spin- labeling MR imaging in Alzheimer disease and mild cognitive impairment：a marker for disease severity. *Radiology*，267（1），221-230.

■ 本文比较了不同认知水平群体之间的 ASL 数据，并分别展示了进行和没有进行部分容积效应校正的结果。从视觉上看，部分容积效应校正后的结果发生了显著变化。

■ Nichols TE & Holmes AP（2002）. Nonparametric permutation tests for functional neuroimaging：a primer with examples. *Human Brain Mapping*，15（1），1-25.

■ 这是一篇被广泛引用的论文，描述了神经影像学数据基于体素排列测试的理论基础和实现方式。如果您正在应用基于数据排列的统计方法，建议阅读这篇文章

■ Bennett CM，Wolford GL & Miller MB（2009）. The principled control of false positives in neuroimaging. *Social Cognitive and Affective Neuroscience*，4（4），417-422.

■ 本文很好地概述了多重比较校正的理论。虽然是基于 BOLD-fMRI 数据进行的讨论，但是 ASL 数据也同样适用。原因在于 BOLD 数据和 ASL 数据有着相似的采集方式、具有可比的空间分辨率，以及采用相似的组分析流程。

术 语 表

- **3D-梯度自旋回波（3D-gradient and spin echo，3D-GRASE）**：一种基于 EPI 技术的 3D 成像技术。这种成像技术受信号衰减的影响较小，但会有类似于 EPl 中的失真，而且层间模糊效应也会比较严重，这些都取决于所选择的读出参数。

- **动脉输入函数（arterial input function，AIF）**：在示踪动力学中以示踪剂到达感兴趣区域作为时间函数的数学描述。

- **动脉通过时间（arterial transit time，ATT）**：是标记过的血液从标记区域到达感兴趣体素所需的时间，即 pASL 的"前沿"到达感兴趣区的时间。也称为**动脉到达时间（arterial arrival time，AAT）**和**标记团注到达时间（bolus arrival time，BAT）**。

- **ASL 白皮书（ASL White Paper）**：由 ISMRM 灌注研究组和欧洲 ASL 痴呆委员会于 2015 年发表的一篇论文，为临床简单、有效地实施 ASL 和灌注量化提供了指导方针。也被称为**共识文件**。

- **背景抑制（background suppression）**：抑制静态组织信号，在 ASL 中常用来降低生理噪声和运动伪影。

- **校正（M_0）扫描［calibration（M_0）scan］**：不使用 ASL 标记或背景抑制的单独扫描。此图像可作为参考，帮助以绝对单位［如 ml/（100 g·min）］量化组织灌注。

- **脑血流（cerebral blood flow，CBF）**：测定脑灌注值的常用术语。虽然不是严格意义上的"流量"测量，但它通常以 ml（血液）/［100 g（组织）·min］为单位；它的 Sl 单位为倒数秒（s^{-1}）。

- **连续式 ASL（continuous ASL，cASL）**：一种使用连续发送射频来实现标记的 ASL 形式。现在最常用的是用 pcASL 代替 cASL。

- **对照像（control）**：在没有标记血液的情况下获得的 ASL 图像。通常用来指在没有标记的情况下所获得的对照图像，该对照图像可用于检测已标记的血液的传输情况，即标记-对照减影。

- **平面回波成像（echo planer imaging，EPI）**：一种二维多层磁共振成像技术，单层成像速度非常快（通常为 50 ms）。然而，由于该成像方法对磁场（B_0）的不均匀性较敏感，图像经常会有信号损失和失真。

- **回波时间（echo time，TE）**：磁共振信号在被采样（测量）之前衰减的时间。通常，短的 TE 有利于 ASL，这可以最大限度地提高信噪比。

- **平衡磁化强度（equilibrium magnetization）（M_0）**：在给定组织或物质中处于平衡状态的磁化强度。动脉血的平衡磁化是衡量我们所测量的 ASL 信号的一个重要因素。它可以通过脑脊液或组织的平衡磁化来估计，因为这更容易测量。

- **流入时间（inflow time）**：标记开始到感兴趣的体素成像时间之间的时间。对于 pcASL 和 pASL，可以以同样的方式定义。它的 SI 单位为秒。它等于 pASL 的反转时间（TI）或 cASL 或 pcASL 的 PLD + LD。

- **反转时间（inversion time，TI）**：对于 pASL，这是从标记开始到感兴趣的体素成像时间之间的时间。它的 SI 单位为秒。

- **反转（Inversion）**：引起动脉血液磁化的"翻转"，使血液被"标记"，以便用 ASL 检测灌注。

- **动力学模型（kinetic model）**：在示踪动力学中，示踪剂在感兴趣区域内的浓度的数学描述，如时间函数。

- **标记持续时间（label duration）（LD 或 τ）**：cASL/pcASL 中标记脉冲的标记持续时间，或在 pASL 中由 QUIPSS II 或 Q2TIPS 等不同方案设置的标记持续时间。它的 SI 单位是秒。**也称为团注持续时间、团注长度或团注时间宽度**。

- **标记-对照减影（label-control subtraction）**：是对两幅图像进行减法的过程，其中一幅是血液被标记的图像，另一幅是血液没有被标记的图像，两者相减则得到灌注图像。也称为**标签-对照减影**。

- **标记（label/Labeling）**：用射频对血液进行反转处理，以产生磁化造影剂。也用来指被标记血液到达大脑之后获得的图像——标记图像。也称为标签。

- **纵向弛豫时间（longitudinal relaxation time）（T_1）**：磁化恢复到平衡状态所需要的"特征时间"。对于 ASL，它对应于标记衰变的时间尺度。注意，经过一段时间后，仍然有一些标记留下（因为衰减是指数型的），但如果 Tl 或 PLD 是 T_1 的几倍，那么 ASL 信号将很少留下。

- **Look-Locker**：一种成像方案，在每个标记-对照周期后获取多个图像，得到多延迟 ASL 数据。QUASAR 技术采用这种方法进行数据采集。

- **大血管信号（macrovascular signal）**：由动脉结构内被标记的血液产生的信号，这些被标记血液灌注的目的地是在另一个位置的组织。

- **磁化转移（magnetization transfer，MT）**：这一过程会导致被测信号略有减少，这是标记过程的一部分，因此必须在对照条件下进行匹配，以避免与灌注无关的对照-标记差异。

- **多波段（multi-band）**：一种二维多层技术，其中多层图像同时获得，减少了对整个大脑进行成像所需的总时间。也称为同步多层。

- **分配系数（partition coefficient）（λ）**：两个不同组织中的水的相对密度，最初在正电子发射断层扫描中定义。

- **标记后延迟（post-labeling delay，PLD）**：在 cASL/pcASL 成像时，从标记结束到目标体素成像之间的时间。它的 SI 单位为秒。

- **伪连续 ASL（pseudo-continuous ASL，pcASL）**：使用长串短脉冲实现的连续 ASL。也被称为**脉冲连续式ASL**。

- 脉冲式 ASL（pulsed ASL，pASL）：ASL 成像方式的一种，这种 ASL 使用单个射频脉冲在一个区域（如颈部）上标记通过的血液。

- 射频（radiofrequency，RF）：磁共振信号位于频谱的射频范围内。因此，所有用于产生或接收 MR 信号的线圈必须调谐到射频范围。

- 接收线圈（receive coil）：接收 MR 信号的硬件。它通常被设计成适合头部，以最大限度地提高信噪比。现代的接收线圈通常有多个通道，这也提高了信噪比，但可能会引入跨空间检测信号的变化，这必须在定量灌注或比较不同脑区信号时加以考虑。又称作**射频接收线圈**。

- 弛豫（relaxation）：磁化强度恢复到平衡状态的过程，以纵向弛豫时间（T_1）和横向弛豫时间（T_2）为特征。

- 重复时间（repetition time，TR）：在进行 ASL 成像时，从获取整个大脑的一张图像到下一张图像之间的时间（这包括 ASL 标记、等待和图像获取所需的时间）。

- 残留函数（residue function）：示踪动力学中的一种数学描述，作为到达后时间的函数，它用于描述示踪剂第一次到达感兴趣的区域后所留下的比例。这等效于线性系统理论中的脉冲响应函数。

- 信噪比（signal-to-noise ratio，SNR）：平均信号（即感兴趣区的真实定量）与噪声（即非感兴趣区的随机波动）的标准差之比。较高的信噪比意味着 ASL 信号在背景噪声中更容易被检测到。请注意，信噪比的值取决于信号是如何定义的（即，作为组织中的信号或作为标记-对照的差异）、感兴趣区的选取，以及噪声的计算方式。

- 螺旋式采集（spiral）：一种可与 EPI 相媲美的二维多层成像技术。它允许使用非常短的回波时间（TE），但磁场的不均匀性导致模糊而不是失真。基于三维螺旋的方法在 ASL 中也得到了广泛的应用。

- 标签（tag/tagging）：标记的另一种名称。

- 横向弛豫时间（transverse relaxation time）（T_2 或 T_2^*）：成像过程中磁共振信号衰减的"特征时间"。对于基于自旋回波的成像方法，信号衰减的特征时间为 T_2。对于基于梯度回波的方法，衰减的速度更快，其特征时间为 T_2^*，比 T_2 短。回波时间（TE）决定在采集信号之前有多少 T_2 或 T_2^* 衰减发生。